आँखों के रोग : बचाव और उपचार

वाणी प्रकाशन

नयी दिल्ली-110002

फोन : 23273167, 23275710, 51562622 ● फैक्स : 23275710

e-mail : vani_prakashan@yahoo.com

vani_prakashan@mantraonline.com

आँखों के रोग बचाव और उपचार

डॉ. आर.के. कपूर

वाणी प्रकाशन का 'लोगो'
विख्यात चित्रकार मक़बूल फिदा हुसेन की
कूची से

ISBN : 81-8143-336-X

वाणी प्रकाशन
21-ए, दरियागंज, नयी दिल्ली-110002
द्वारा प्रकाशित

प्रथम संस्करण : 1995
वाणी संस्करण : 2005

मूल्य : 150.00

शुभम ऑफसेट, दिल्ली-110032
में मुद्रित

AANKHON KE ROG BACHAV
AUR UPCHAR
by Dr. R.K. Kapoor

पूज्य माँ

श्रीमती जगरानी कपूर

को

सादर समर्पित

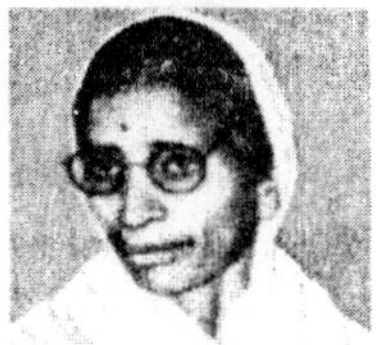

आँखें

आँखों से ही दीप जलाकर करना पर उपकार।
आँखों से ही सदा बढ़ोगे, कुल संदेश उदार।।
आँखों में माता की काया,
आँखों में नारी की छाया।
आँखों में नागिन की माया,
आँखों में ही समझ सकोगे, शिशु का मृदुल दुलार।
राह चलोगे शूल मिलेंगे,
कहीं-कहीं पर फूल खिलेंगे।
एक चुभेंगे, एक छलेंगे,
दो आँखों के बिना अँधेरा, पथ चलना दुश्वार।
पीड़ित की आँखों की धारा,
मानो गंग-जमुन जल धारा।
जिसमें मज्जन कर जग सारा,
हृदय कलुष को दूर हटा कर पाता है उद्धार।
आँखों से ही दीप जला कर, करना पर उपकार।।

–कवयित्री श्रीमती जगरानी कपूर

(यह भावना पूरित कविता मेरी पूज्य माँ ने उस समय लिखकर मेरे सूटकेस में कपड़ों के नीचे रख दी थी, जब मैं आँखों की चिकित्सा के संबंध में अपनी विशिष्ट पढ़ाई के लिए इंग्लैंड जा रहा था। यह कविता आज भी मेरे लिए प्रेरणा का एक विलक्षण स्रोत बनी हुई है।)

–डॉ. आर.के. कपूर

SHRIYANS PRASAD

'NIRMAL' 3rd Floor,
Nariman Point,
MUMBAI-400021

दो शब्द

विश्व में विज्ञान और तकनीकी साधनों द्वारा नए-नए कीर्तिमान स्थापित हुए हैं। चाहे वह किसी भी क्षेत्र का विषय हो। आँखों के इलाज के लिए आधुनिक चिकित्सा पद्धति भारत में अपना एक विशिष्ट स्थान बना पाई है। इस दिशा में मुंबई अस्पताल के नेत्र शल्य चिकित्सक डॉ. आर. के. कपूर ने जो प्रयोग किए हैं, यह उनके विषय के प्रति गहन रुचि और कुशाग्र बुद्धि का सफल परिचायक है।

मानव के लिए दृष्टि ही सृष्टि है। कहा गया है कि अकेली आँख ही यह बतला सकती है कि हृदय में घृणा है या प्रेम। यह आँख का ही चमत्कार है, जो जन मानस की परख करती है।

आज आँखों की बीमारियाँ बढ़ती जा रही हैं, यह चिन्ता का विषय है। आँखों का इलाज बड़े-बड़े शहरों या नगरों में तो है, परन्तु गाँवों तक अभी यह सुविधा ज्यादा पहुँच नहीं पाई है। अगर लोगों को समय पर आँखों का इलाज करवाने के लिए सचेत करना है तो उसके लिए कोई न कोई लिखित रूप में जानकारी उपलब्ध हो तो वे आँखों की सुरक्षा के लिए सही समय पर उपचार करवा सकेंगे। इस कार्य के लिए डॉ. कपूर ने अपने दीर्घकालीन अनुभव के आधार पर आँखों पर पुस्तक लिखने का जो संकल्प लिया और उसे पूरा किया, यह पुस्तक के पन्नों को पढ़कर ही समझा जा सकता है।

मैं समझता हूँ कि डॉ. कपूर ने 'आँखों के रोग : बचाव और उपचार' पुस्तक लिखकर एक अभाव की पूर्ति की है, जिसकी दीर्घकाल से प्रतीक्षा की जा रही थी। मैं उनके इस साहसिक कार्य के लिए उनको अनेकानेक साधुवाद देता हूँ। मुझे आशा है, इस पुस्तक से जनसाधारण को आँखों की सुरक्षा और आवश्यक सतर्कता की भरपूर जानकारी मिलेगी। विश्व में क्या हो रहा है, यह तस्वीर जीते जी देखनी हो तो उसके लिए अपनी आँखों की सुरक्षा/देखभाल जरूर करें, जिसके लिए यह पुस्तक अत्यंत ही उपयोगी सिद्ध होगी।

मुंबई

श्रेयांसप्रसाद जैन
चेयरमेन, मुंबई अस्पताल ट्रस्ट

प्रस्तावना

आँखें, आप और मैं

आँख है तो जहान है, नहीं तो कुछ भी नहीं!

हमारी मातृभूमि के प्रत्येक नागरिक के लिए आँखों की पूरी देखभाल के बारे में एक प्रयास।

'आँखों के रोग : बचाव और उपचार' के बारे में किताब का पहला संस्करण मैंने 1990 में लिखा था। आँखों की शल्यचिकित्सा के विज्ञान के क्षेत्र में पिछले दशक में आँखों की देखभाल और इलाज की टेक्नॉलॉजी और पद्धतियों में अनेक नई खोजें हुई हैं। उनमें से कुछ उल्लेखनीय खोजें लेजर/लेसिक चिकित्सा में, मायोपिया (निकट दृष्टिता), हाइपर मेट्रोपिया (दूर दृष्टिता), ऐस्टिग्मैटिज्म (दृष्टिवैषम्य) आदि के क्षेत्र में सभी रिफ्रैक्टिव (अपवर्तक) खामियों के उपचार के मामलों में हुई हैं। लेजर का उपयोग स्वतंत्र रूप से या अन्य पद्धतियों के साथ मिलाकर रेटिना के रोगों, ग्लोकोमा, मोतियाबिंदु, मधुमेह और अबफ्रदों (ट्यूमर) के उपचार में किया जाने लगा है।

इस नई किताब में लेजर के बारे में एक नया अध्याय जोड़ा गया है 'चश्मों के बिना दृष्टि' शीर्षक भी युवा पाठकों को निश्चित रूप से उत्साहित करेगा।

मोतियाबिंदु और कॉर्निया की दृष्टिहीनता की चिकित्सा जिंदगी के सभी क्षेत्रों में टेक्नॉलॉजी की नई ऊँचाइयों पर पहुँचती जा रही है और आराम तथा तत्काल पुनर्वास की व्यवस्था भी की जा रही है। इन अध्यायों को नवीनतम बना दिया गया है।

नेत्रदान, नेत्र बैंकिंग और कॉर्निया प्रतिरोपण अब कॉर्निया के कारण दृष्टिहीन हो गए लोगों के लिए जागरूकता का 'आंदोलन' बन गए हैं। यह विश्वव्यापी महत्त्व का विषय है, जिन्हें हमारे देश में सामाजिक और धार्मिक रूढ़ियों के कारण और जागरूकता तथा उत्साह के अभाव में तथा मृत्यु के आघात भरे क्षेत्रों में, जब नेत्रदान की प्रार्थना की जाती है, मजबूत आधार प्रदान करने में कठिनाइयों का सामना करना पड़ता है।

मैंने नेत्रदान, नेत्र बैंकिंग और कॉर्निया के कारण दृष्टिहीन लोगों के लिए कॉर्निया की पुनः प्राप्ति के आंदोलन के अध्याय को नवीनतम बना दिया है। यह आंदोलन 'टाली जा सकने वाली दृष्टिहीनता' के नाम से रोटरी इण्टरनेशनल द्वारा चलाया जा रहा है, जो 'पल्स पोलियो' के बाद अगला चरण है। एक रोटैरिक के रूप में मुझे इस अन्तर्राष्ट्रीय परियोजना के साथ निकटतापूर्वक जुड़े रहने का सौभाग्य मिला है, जिसकी जानकारी अब पाठकों को मिलेगी।

पूरे देश में रोटरी इण्टरनेशनल, राजस्थानी महिला मंडल फाउण्डेशन, चित्रकूट, राधास्वामी सतसंग (ब्यास, पंजाब) और कई और ज्ञात तथा अज्ञात संगठनों द्वारा आयोजित सामुदायिक नेत्र शिविर मोतियाबिंदु की दृष्टिहीनता, कुपोषण और ग्रामीण क्षेत्रों में अन्य नेत्र रोगों से राहत दिलाने के लिए एक बहुत बड़ी शक्ति बन गए हैं। इस क्षेत्र में एक खामी यह है कि इसमें मामूली और कभी-कभी ग्रामीण क्षेत्रों में राहत के लिए पुरानी और स्तर से नीचे की प्रक्रियाओं द्वारा राहत सुविधाएँ प्रदान की जाती हैं। गैर-कानूनी, गैर-डिग्री लिये गैर-पेशेवर आँखों के डॉक्टर कहलाने वाले लोगों द्वारा ऑपरेशन व चिकित्सा पद्धतियाँ पुरानी होने से संक्रमण और दृष्टि चले जाने का खतरा पैदा हो जाता है, जिन्हें कई बार सुधारा नहीं जा सकता है। इन घटनाओं के मूल कारण होते हैं नेत्र शिविरों में जीवाणुनाशक, स्वच्छता और सफाई में कमी।

मधुमेह, क्षय रोग, एड्स, हेपाटाइटिस और हाल ही में मालूम हुए नेत्र रोगों पर प्रभावों और आधुनिक पद्धतियों के द्वारा उनके प्रबंध की उपेक्षा नहीं की जा सकती है। इसीलिए आँखों की जाँच तथा स्थानीय स्तर पर भी एक नेत्र शल्य चिकित्सक द्वारा इलाज न कराए जाने से लोगों को लंबे समय में उसकी भारी कीमत चुकानी पड़ती है।

मधुमेह विशेषज्ञ, चिकित्सक, नाड़ी रोग विशेषज्ञ और हृदयरोग विशेषज्ञ द्वारा नेत्र में दिखने वाले रोगों के बारे में सामान्य सहायता और राय लेना भी बहुत महत्त्वपूर्ण होता है।

प्रत्येक नागरिक के लिए आँखों की देखभाल के बारे में वैज्ञानिक जानकारी और ज्ञान देने वाली पुस्तक आम पाठक की रुचि को देखते हुए बहुत तकनीकी और थकान पैदा कर देने वाली भी बन सकती है। मैंने पूरी कोशिश की है कि यह पुस्तक कठिन न बनने पाए और मैं आशा करता हूँ कि मैं अपनी इस कोशिश में कामयाब हुआ हूँ। वैसे मेरे पाठक ही इसका सही फैसला कर सकेंगे। हो सकता है कि मेरे पाठकों के दिमाग में परेशानी और डर भी भर जाए, क्योंकि कभी-कभी आम आदमी को चिकित्सा की अधूरी जानकारी होने से ऐसा हो भी जाता है। पर मैं चाहूँगा कि मेरे पाठकगण सत्य और उचित जानकारी पाएँ और भय व दकियानूसी परंपराओं से दूर होकर अपनी और अपने परिवार के सदस्यों की आँखों की सुरक्षा

पर ध्यान दें।

'आँखों की देखभाल' यानी 'आइ केअर' शब्दों के माध्यम से उन सब बातों की सरल जानकारी दी जाती है कि आँखें पूर्णतया स्वस्थ कैसे हों। इन शब्दों से यह भी मालूम किया जा सकता है कि आँखों की बीमारियों का मतलब क्या है? रोगी को हर समय इन रोगों का इलाज कराते समय अपने पारिवारिक चिकित्सक या नेत्र विशेषज्ञ को किस तरह से सहयोग देना चाहिए और उनसे सहयोग लेना चाहिए, यह बात भी इन शब्दों द्वारा समझा दी जाती है।

मैं इस बात पर भी जोर देना चाहूँगा कि आँखों की देखभाल का मतलब केवल 'प्राथमिक उपचार' के समान नजरिये से या हर छोटी-मोटी तकलीफ के लिए डॉक्टर के पास दौड़ने से नहीं है। हमारे देश के हर हिस्से में इतने नेत्र विशेषज्ञ हैं ही कहाँ! सच बात तो यह है कि देहाती इलाकों में आँखों के रोगों का कोई विशेषज्ञ मिलता ही नहीं है। गाँवों में नीम-हकीमों और खुद को चिकित्सक कहने वाले लोगों के पास जाने से न केवल धन-पैसा बरबाद हो जाता है, बल्कि कई बार आँखों की रोशनी भी जा सकती है। यदि मैं अपने पाठकों को यह जानकारी दे देता हूँ कि आँखों की तकलीफों को रोकने के लिए हमें रोजमर्रा की जिंदगी से क्या सही व्यावहारिक सावधानियाँ बरतनी चाहिए, आँखों में कोई बीमारी हो जाने पर उसे कैसे रोका जाना चाहिए और सही इलाज़ या राहत के लिए आँखों के विशेषज्ञ से कब और कैसे मदद लेनी चाहिए, तो इस पुस्तक को लिखने का मेरा उद्देश्य पूरा हो जाएगा।

विश्व की सबसे प्रतिष्ठित अंधी महिला हेलेन केलर के बहुमूल्य शब्दों में कहा जाए, तो आँखों के रोगों से अंधे हो जाने वाले 80% मामलों को रोका जा सकता है और अंधेपन के इलाज और राहत पर हम जो रकम खर्च करते हैं, उसका दसवाँ हिस्सा ही बचाव के खर्च के लिए पर्याप्त हो जाएगा। मैं 'बचाव' शब्द को यह और बताते हुए अधिक स्पष्ट करना चाहता हूँ कि आँखों के रोगों के होने और आँखों को उनके द्वारा ग्रस्त किए जाने से बिल्कुल रोकना सम्भव नहीं है। यह तो एक चमत्कार ही होगा, जो हम सभी को ईश्वर की श्रेणी में पहुँचा देगा, लेकिन रोग से होने वाले अंधेपन के अभिशाप को निश्चित रूप से रोका जा सकता है। इस पुस्तक में मैंने यही सब कुछ बताने का प्रयास किया है।

और अंत में, मैं अत्यंत महत्त्वपूर्ण विषय पर घर के बुजुर्गों, माताओं-पिताओं का ध्यान उन गलत धारणाओं, रूढ़िवाद और पीढ़ियों से चले आ रहे आँख से संबंधित हानिकारक इलाज की ओर भी दिलाना चाहूँगा। इसमें विशेष रूप से बच्चों के चश्मे, भैंगापन या तिरछी नजर का समाधान, मोतियाबिंदु के ऑपरेशन में देरी, लाल आँखों में ढेर-सारे घरेलू इलाज आदि शामिल हैं। जहाँ भी मौका मिला है, वहाँ मैंने इन गलत धारणाओं को दूर करने की भरपूर कोशिश की है।

आज के नये युग में और विशेष रूप से पिछले 10-15 वर्षों में आँखों के विज्ञान, उनके इलाज और सुरक्षा के बारे में संसार भर में नए-नए तकनीकी अनुसंधान और तकनीकी दृष्टि से सफल प्रयास चल रहे हैं। उनका पूरा-पूरा लाभ हमारे आम नागरिकों को मिलना ही चाहिए, इस दृष्टि से उनका विवरण भी इस प्रयास में शामिल किया गया है। कहीं-कहीं मैंने कुछ अधिक गूढ़ भाषा कही है, लेकिन उसका प्रयोग केवल वैज्ञानिक विषय को समझाने के लिए किया गया है।

मैं कहाँ तक सफल रहा हूँ? क्या मेरे शब्दों से मेरे पाठकों को कुछ राहत, कुछ अधिक जानकारी मिली है? इसका निर्णय वे खुद करेंगे। यदि ऐसा हुआ है, तो मैं अपने-आपको धन्य मानूँगा।

इस पुस्तक को पूरा रूप देने में मेरे बहुत पुराने साथी व मेरे सलाहकार डॉ. सुकमाल कुमार जैन का जो सही मार्गदर्शन व संपादन मुझे मिला है, उसका मैं सदैव कृतज्ञ व आभारी रहूँगा। श्री देवेन्द्र जैन, जिन्होंने मुझे सलाह दी इस पुस्तक को छापने की और लिखने की व प्रोत्साहन दिया और चेतावनी दी, जब-जब मैंने अपनी डॉक्टरी के पेशे के भँवर में फँसकर ढील दी। उनको मेरा बहुत-बहुत धन्यवाद। मेरे तीसरे साथी हैं श्री सुरेश म्हात्रे, जिन्होंने इन पृष्ठों पर चित्रों की रंगीनियाँ बिखेर दी हैं व सुंदर डिजाइनिंग की है। उनको मेरा बहुत-बहुत धन्यवाद।

वाणी प्रकाशन के स्वत्वाधिकारी श्री अरुण माहेश्वरी ने इस पुस्तक का नया संस्करण प्रकाशित कर मेरे पाठकों तक पहुँचाने का विनम्र प्रयास किया है, उन्हें कोटिशः धन्यवाद।

मेरी जीवन साथी के रूप में मेरी पत्नी श्रीमती कुसुम कपूर व मेरी चार बेटियाँ—रक्षा, रोमा, राधिका, रूपाली, जिन्होंने मुझे शांत व एकांत वातावरण में यह पुस्तक लिखने व संचालन में पूरा सहयोग व प्रोत्साहन दिया। इसमें मुझे कई वर्ष लग गए। उनको मेरा धन्यवाद। मेरे पूजनीय मुंबई अस्पताल के कर्णधार अध्यक्ष श्री श्रेयांसप्रसाद जैन (बाबूजी) जिनके दो शब्दों का आशीर्वाद व सहायता इस पुस्तक को मिली। मुंबई अस्पताल व तापड़िया इंस्टीट्यूट के उपाध्यक्ष व मेरे सलाहकार साथी व युवा पीढ़ी के प्रतिनिधि श्री भरत कुमार जी तापड़िया के प्रति मैं अपनी ओर से हार्दिक आभार व्यक्त करता हूँ।

यह पुस्तक मैंने अपनी माँ स्वर्गीया श्रीमती जगरानी कपूर को समर्पित की है। उनकी आत्मा मुझे प्रेरणा देती रही है हर समय, हर पल। इस प्रयास में मैं सफल रहूँ, उनका यही आशीर्वाद मेरे कानों में इस समय भी गूँज रहा है।

मुंबई

डॉ. राजेन्द्र कृष्ण कपूर

विषय-सूची

1

आँख के गोले की बनावट

आँखों की देखभाल और उसकी व्यवस्था के बारे में हम विचार करें, इससे पहले एक साधारण रेखाचित्र और फोटोग्राफी वाले एक कैमरे से उसकी तुलना के द्वारा आँख के गोले की बनावट को समझ लेना अच्छा होगा। दोनों करीब-करीब एक

आँख और कैमरा

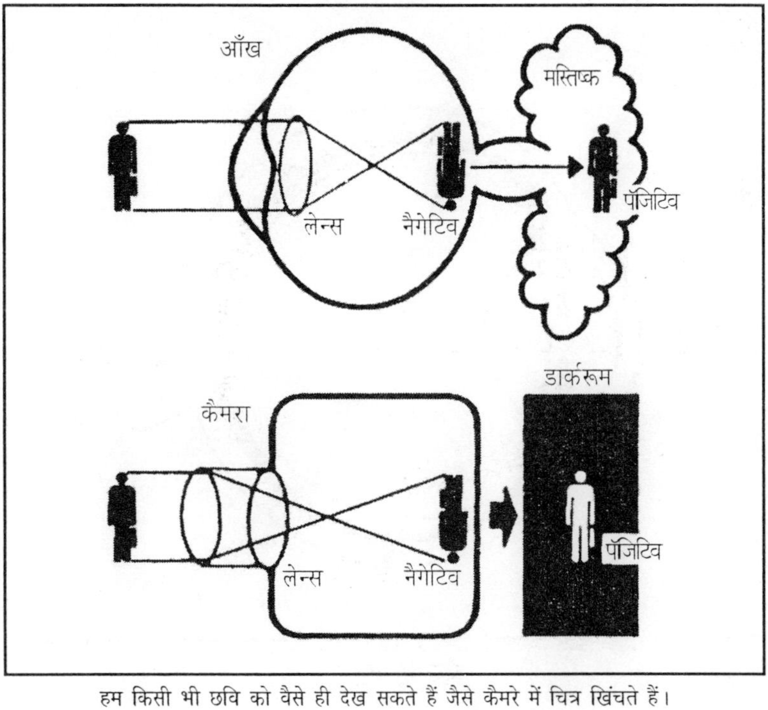

हम किसी भी छवि को वैसे ही देख सकते हैं जैसे कैमरे में चित्र खिंचते हैं।

जैसे ही हैं। आँख जो कुछ देखती है उस सबका उल्टा (विपरीत) प्रतिचित्रात्मक (नेगेटिव) प्रतिबिंब पाती है और मस्तिष्क में उसका एक सही प्रतिबिंब उपस्थित कर देती है। फोटोग्राफी वाला कैमरा भी यही काम करता है, नेगेटिव फिल्म मस्तिष्क के स्थान पर एक मानवनिर्मित प्रयोगशाला में एक पॉजिटिव के रूप में विकसित हो जाती है।

सत्य यह है कि आँख नहीं देखती परन्तु मस्तिष्क ही देखता है। आँख से मस्तिष्क का जोड़ एक केबल (Cable) आप्टिक नर्व दरवाजा है। इसलिए आवश्यक है दृष्टि के लिए कि आँख व मस्तिष्क का सन्तुलन पूरा ...... हो, यही नहीं आँख का हर एक हिस्सा Cornea, Lens, Vitreous व Retina सब पारदर्शक व स्वस्थ हों।

1. Iries
2. Ciliary body
3. Choroid

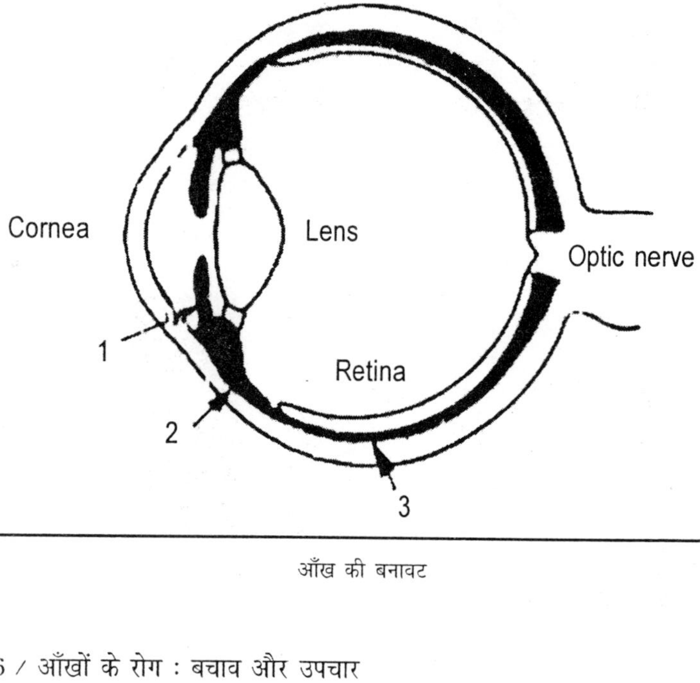

आँख की बनावट

2

प्रदूषण, धूल, धुएँ और रेत के विरुद्ध आँखों का आँसुओं द्वारा संरक्षण

मनुष्य की सामान्य आँख एक ऐसा अंग है, जो अपनी ही संरक्षण पद्धति से पूर्ण संरक्षित बनी रहती है और यह ईश्वर की एक देन है। बाहरी धुएँ, रेत, प्रदूषण आदि से बचाव की इसकी पद्धति बताते हुए मैं आश्चर्यचकित हो जाता हूँ। आँखों को एक हड्डी के खंड में रखा गया है ताकि वह सुरक्षित रहे बाहरी दुर्घटनाओं से। आघात व बाहरी प्रहार का संकेत होते ही आँख अपने बचाव के लिए पूरे जोर से तत्काल बंद हो जाती है।

आँख के ऊपर की पलकों का झपकना-खुलना मोटरकार के काँच के वाइपर के समान होता है। ऊपरी और निचली पलक के बीच के अंतर में एक पतली फिल्म होती है, जिसे अश्रु या आँसू कहते हैं। यह आँख के तल को लगातार साफ और स्वच्छ रखती है। आँख की पलक का झपकना वाइपर के मशीनी कार्य के समान है। आँख के बाहरी और ऊपरी खंड पर एक ग्रन्थि द्वारा बहते हुए 'अश्रु' अपना काम लगातार करते रहते हैं।

उनमें वायु के और प्रदूषण के रोगाणुओं से बचने के लिए सभी तरह के एण्टिसेप्टिक और एण्टिबायोटिक तत्त्व होते हैं। वे सामान्य धुएँ और हवा के हानिकारक तत्त्वों को दूर करके साफ कर देते हैं। वस्तुतः 'अश्रु' प्राकृतिक और श्रेष्ठ एण्टिबायोटिक और एण्टिसेप्टिक रस हैं।

जब वाइरस संक्रमण या बाहरी चोट आदि के समान कारणों से इस पद्धति में खराबी आ जाती है, तब आँख के विशेषज्ञ द्वारा दवाइयों और उपचार की जरूरत होती है।

प्राकृतिक देन 'आँसू' का आँखों में रहना एक अनूठा व अजब ईश्वरीय वरदान है। इसको बनाए रखना और बाहरी काजलों, सुरमों, दवाइयों, लाइनर व पेंसिलों के मेक-अप से भंग न होने देना अत्यन्त आवश्यक

3

आँखें और आप–क्या करें और क्या न करें?

1. किसी नेत्र चिकित्सक की सलाह लिए बिना आँख की किसी भी दवा का उपयोग न करें । सभी दवाइयों में अधिकृत नामों और उनकी समाप्ति तारीख के लेबल होने चाहिए।
2. सूजन व संक्रमणग्रस्त आँख पर कभी पट्टी न बाँधें। केवल उस आँख पर पट्टी बाँधें जिसमें चोट लग गई है।
3. आँख के इलाज या ऑपरेशन के लिए किसी नीम हकीम या अज्ञानी शल्यचिकित्सक के पास न जाएँ।
4. नेत्र क्लिनिक में आँख की उचित जाँच के बिना नम्बर वाला चश्मा न लगाएँ। आँखों के कई छिपे रोगों का पता ही नहीं चलेगा व चश्मा लग जाएगा।
5. संक्रमणग्रस्त आँख पर ठंडा पानी न डालें या बर्फ न रखें। कुनकुना उबला पानी काम में लाएँ।
6. ठंडे पानी को केवल सामान्य आँख के ऊपर छिड़कें।
7. संक्रमणग्रस्त आँख या ऑपरेशन वाली आँख या घायल आँख को रूमाल या तौलिए से न पोंछें। केवल उबाले जा चुके रूई के फोहे को काम में लाएँ।
8. सामान्य रूमाल का उपयोग केवल सामान्य आँख के लिए करें।
9. सड़क विक्रेताओं या अनधिकृत दूकानों से धूप के चश्मे या नजर के चश्मे न खरीदें।
10. संक्रमणग्रस्त आँख या ऑपरेशन वाली आँख में कोई काजल या सुरमा न लगाएँ।
11. बताए गए दिनों से ज्यादा समय तक आँखों में दवा न डालें। अपने नेत्र चिकित्सक से यह पूछ लें कि दवा कितने दिनों तक डालनी है

और समय के बारे में पूछताछ करते रहें। दवाइयों को लम्बे समय तक डालने से आँखें सूख जाती हैं। खासकर एण्टिबायोटिक व कार्टिजान वाली दवाएँ।

12. थक जाने वाली या खुजली वाली आँखों में सादी सफाई वाली बूँदें डालें और एण्टिबायोटिक व कार्टिजान जैसी शक्तिशाली बूँदें न डालें। यदि आराम न मिले, तो डॉक्टर की राय लें।
13. घर में रखी हुई दूसरों के लिए दवा का इस्तेमाल खुद न करें, एक आँख में दी गई दवा दूसरी आँख में न डालें। इन सभी बातों में अपने डॉक्टर की देख रेख व सलाह से ही सही दवा का उपयोग करें।

4

आँखों की जाँच किस उम्र में आवश्यक है?
(चार आयु-समूह)

प्रश्न उठता है कि वे आयु-समूह क्या हैं, जब आँख की बीमारियों का पता लगाने और उन्हें बढ़ने से रोकने के लिए आँखों की जाँच आवश्यक होती है?

(1) **स्कूल जाने से पहले चार से छह वर्ष की आयु में**–बच्चे को स्कूल में प्रवेश दिलाने से तुरन्त पहले दृष्टि के (Snellen's) शेलेन के चार्ट पर एक समय में एक आँख बन्द करके आँख की जाँच अवश्य करा ली जानी चाहिए। दृष्टि की त्रुटि का पता इससे चल जाता है और नेत्र क्लिनिक में उपचार के लिए प्रयास शुरू कर दिए जाते हैं।

स्कूल जाने वाले करीब 25% बच्चे त्रुटिपूर्ण नेत्र दृष्टि से पीड़ित होते हैं और 10% या लगभग बच्चों को समय पर पता लग जाने पर सरल उपचार से ठीक किया जा सकता है। शेष 50% बच्चों को ठीक करने के लिए आँखों के अस्पताल में विशेष उपचार कराना पड़ता है। जाँच से पता चलता है कि जिन खराबियों को ठीक करने में लापरवाही बरती जाती है, उनसे कभी भी ठीक न हो पाने वाला अन्धापन आ जाता है।

भैंगेपन, अपवर्तन की त्रुटियों (माइनस या प्लस नम्बर), चिरकारी संक्रमण, जन्मजात और बढ़ने वाले रोगों जैसे आलसी आँखें, मोतियाबिन्दु, कॉर्निया की खरोंच, वंशपारंपरिक अन्धता, ग्लोकोमा और ऐसे ही अन्य गम्भीर रोगों से ग्रस्त बच्चों की आँखों का पता इन जाँचों से लग जाता है।

(2) **कॉलेज जाने से पहले और 15 से 20 वर्षों के किशोरों और युवकों** की आँखों की आम जाँच से चश्मों के साथ सही की जा सकने वाली त्रुटि-पूर्ण नेत्र दृष्टि का पता चल जाता है। यदि बचपन में आँख की कोई बीमारी पकड़ी नहीं जाती है और अनजाने ही बढ़ती जाती है, तो उसके गम्भीर होने से पहले ही इस उम्र में आँख की जाँच के समय उसका पता चल जाता है।

(3) **40–45 वर्षों**– की आयु एक ऐसी सबसे महत्त्वपूर्ण आयु होती है, जब नजदीक से काम करने के लिए प्रेस्बायोपिक यानी करीब दृष्टि चश्मे लगते हैं। इस उम्र में ही मोतियाबिंदु, ग्लोकोमा और मधुमेह के पहले लक्षण नजर आते हैं। शुद्ध जाँच से आँखों की इन बड़ी बीमारियों का पता चल जाता है और उचित इलाज से व्यक्ति 60 वर्षों की आयु तक निश्चिन्त होकर अपनी जिन्दगी बिता सकता है।

(4) **बुढ़ापे की उम्र में (60 वर्ष के लगभग में)** आँखों की कई बीमारियाँ होती हैं, जैसे–मोतियाबिंदु, ग्लोकोमा, रेटिना की कमजोरी और नेत्र-तंत्रिका के रोग। इनके लिए भी आँखों की विशेष जाँच और उपचार कराना अत्यन्त अनिवार्य कार्य हो जाता है।

इस तरह से यह कहा जा सकता है कि बच्चों (4-6), युवकों (15-20), प्रौढ़ों (40-45) और वृद्धों (60 के लगभग) के मामलों में आखों की जाँच अलग-अलग रूप में और विशेष तरह से अत्यन्त जरूरी होती है।

5

बच्चों की आँखों में लाली, सूजन व पानी आना–कारण और निवारण

अपने बच्चे को दृष्टि, सुंदरता और आराम देने वाले इस महत्त्वपूर्ण अंग में किसी प्रकार की बीमारी का लक्षण देखने पर उनकी माताओं की प्रतिक्रिया निम्नलिखित रूपों में से किसी भी एक रूप में होती है–

1. उनमें से कुछ एक तत्काल किसी प्रकार की सहायता के लिए प्रयास करेंगी अथवा किसी विशेषज्ञ से संपर्क करेंगी।

2. कुछ एक पारिवारिक चिकित्सक के पास जाएँगी और किसी प्रकार की गम्भीर बीमारी तो नहीं है, इस संबंध में उसकी सलाह लेंगी और उसके बाद ही उसकी चिकित्सा के लिए कदम उठाएँगी यह कभी नहीं होता।

3. कुछ एक आँख को उसी रूप में रहने देंगी और 'कुदरत' द्वारा किसी न किसी करिश्मे की राह देखेंगी अथवा 'वक्त' के भरोसे छोड़ कर इस उम्मीद में बैठी रहेंगी कि वक्त गुजरने के साथ ही वह ठीक हो जाएगी। यह कभी नहीं होता।

4. कुछ एक शहद, चाय की पत्ती-पानी, काजल, दूध-मलाई, खाकड़े के रस, गुलाब-जल आदि जैसे सभी घरेलू उपचार आजमाएँगी। नजदीकी मन्दिर के दर्शन, नीम-हकीम-फकीर की दुआएँ आदि सब उसकी चिकित्सा के रूप हो सकते हैं। वे कभी-कभार ही चिकित्सक से सम्पर्क करेंगी। यह गलत धारणा है।

अपने बच्चे की किसी तरह की बीमारी के बारे में हर माँ की अपनी-अपनी राय और दृष्टि होती है। इसलिए मैं हर एक वर्ग तक अलग-अलग और सामूहिक रूप से यह जानकारी पहुँचाना अपना परम कर्तव्य समझता हूँ और चाहता हूँ कि वे अपने नन्हे-मुन्नों के बचाव और प्राथमिक उपचार की व्यवस्था से संबंधित बुनियादी और प्रारंभिक ज्ञान अवश्य रखें। मैं अत्यन्त पुरातन परंपराओं पर आधारित मिथ्या धारणाओं, भय एवं अंधविश्वासों पर भी प्रकाश डालना चाहूँगा। इससे उन्हें न तो

बहुत चिंतित होना चाहिए और न ही हाथ पर हाथ रखे बैठे रहना चाहिए। यदि प्रत्येक माँ किसी मामूली या गंभीर बात के होने पर अपने बच्चे को लेकर नेत्र चिकित्सा केन्द्र तक पहुँचती होती तो हमारा काम आसान हो गया होता। किन्तु हम सब इस बात से तो अवगत ही हैं कि हमारे देश में, जहाँ औषधियों की उपलब्धता नगरों तक ही सीमित है और गाँवों में जिनका अभाव है। विशिष्ट नेत्र चिकित्सा केन्द्र की तो बात करनी ही व्यर्थ है, माता-पिता के लिए हर समय और हर स्थान पर विशेषज्ञ की सलाह ले पाना असम्भव है। कोशिश यही होनी चाहिए किसी डॉक्टर की सलाह मिले तो इलाज सही होगा। (चित्र देखें पृ. 48a)

विश्व की सर्वाधिक ख्याति प्राप्त महिला हेलेन केलर को विश्व में व्याप्त अंधेपन के बारे में कहना पड़ा था, "अंधेपन की चिकित्सा पर हमारे द्वारा खर्च की जाने वाली राशि का यदि 10वाँ हिस्सा भी हम इसकी रोकथाम पर खर्च करते तो यह विश्व अधिक खुशहाल हो सकता था। अंधेपन से पीड़ित मानवता के इतने बड़े हिस्से की सहायता के लिए आवश्यक बन गई अरुचिकर अर्थव्यवस्था को राहत मिलने की तो बात ही और है।" हमारे देश में बच्चों में होने वाले अंधेपन के लिए तो यह और भी अधिक लागू होता है, जहाँ प्रत्येक 1,000 बच्चों में से एक बच्चा या तो आंशिक रूप से अथवा पूर्ण रूप से अंधा होता है।

आइए, अब बच्चों की आँखों की विशेष सूजन, लाली और पनीली बीमारियों पर चर्चा कर लें।

लाल, संकुलित, सूजी हुई और चिपचिपी आँख : कंजक्टिवाइटिस (Conjunctivitis)

प्रसव के बाद नवजात शिशु की आँख में जीवाणुनाशक औषधि की बूंदें डालने की सावधानी बरतने के बावजूद आँख लाल, पानीयुक्त और चिपचिपी हो जाती है। यहाँ किसी विशेषज्ञ की सहायता की तात्कालिक आवश्यकता पड़ती है। उन दिनों जब कीटाणुनाशक औषधियों का आविष्कार नहीं हुआ था, नवजात शिशु में किसी प्रकार के संक्रमण की उपस्थिति को चेचक, हैजा आदि जैसी महत्त्वपूर्ण बीमारी समझी जाती थी। यही नवजात शिशु के अंधेपन का सामान्य कारण होता था। जीवाणुनाशक औषधि की बूँदों के त्वरित उपयोग के कारण अब प्रायः यह विभीषिका नहीं होती। इस संक्रमण के लिए अब भी एक-एक घंटे पर आँख में टपकाई जाने वाली हाल के वर्षों में बनी पेंन्सिलीन ड्राप सर्वोत्तम है।

बढ़ते हुए बच्चों और प्रौढ़ों में लाल और संकुलित आँख के रोग का भीषण आक्रमण होने से आमतौर पर हम सभी की रात की नींद हराम हो जाती है। इसे 'नेत्रश्लेष्मलाशोथ' (कंजक्टिवाइटिस) के रूप में जाना जाता है, क्योंकि यह कन्जाक्टाइवा

लाइनिंग की पतली फिल्म—आँख के सफेद हिस्से पर आक्रमण करता है। मुंबई और अन्य नगरों में महामारी के रूप में आजकल फैलने वाली सर्वाधिक प्रसिद्ध बीमारी नेत्रश्लेष्माशोथ (कंजक्टिवाइटिस) विषाणु प्रज्वलन का उदाहरण है। सामान्य जुकाम, लघु चेचक (छोटी माता), फ्लू, सेप्टिक, टॉन्सिल जैसे—कान, नाक और गले के संक्रमणों पर सामान्यतया ध्यान दिए जाने की आवश्यकता है अथवा एनफ्लुएंजा के कारण सामान्यतया इसी प्रकार की अचानक तकलीफें देखने में आती हैं। यह छुआछूत से बढ़ती हैं। इसके बढ़ने का कारण है परिवार के अथवा विद्यालय के दूसरे बच्चों से सीधा सम्पर्क होना।

सही इलाज

आँख को बोरिक लोशन युक्त गर्म सेंक की सहायता से साफ करके कीटाणुनाशक आँख की ड्रॉप या मलहम नियमित रूप से लगाना (क्लोरोमायसेटिन आँख का मलहम या ड्रॉप मनपसंद उपचार है)। एलर्जी के कतिपय मामलों में एजिलास्ट आँख की बूँदों का उपयोग भी किया जा सकता है। बच्चों में आँखों की सूजन का मूल कारण अन्य कारणों के न होने पर अस्वस्थता, पोषक तत्त्वों की कमी है। यदि 24 घण्टों तक सहज तरीके का कोई प्रभाव न हो तो बच्चे को नेत्र चिकित्सा केन्द्र में अवश्य दिखाया जाना चाहिए। नेत्रश्लेष्मा (कंजक्टाइवा) के कारण लाल हो गई प्रायः सभी आँखें ऊपर बताए गए उपचार से ठीक हो जाती हैं।

नवजात शिशुओं में 'जलपूर्ण' आँखें (अश्रुनली में रुकावट के कारण)

माता को यह अवश्य जान लेना चाहिए कि किसी बच्चे की आँख में जन्म के एक माह बाद ही आँसू का बनना शुरू होता है। इसके पहले उसकी आँखों में पानी भर आना नवजात-शिशु की आँख में बीमारी का लक्षण है। यह आँसू भर आना आम तौर पर रोने के समय आँसू भर आने जैसा न होकर निरन्तर अश्रु-प्रवाह जैसा होता है चाहे बच्चा एकदम चुप ही क्यों न पड़ा रहे। कभी-कभी आँख लाल और चिपचिपी हो जाती है। आँखों के कोनों में पीला-मोटा कीचड़ इकट्ठा हो सकता है। ऐसे आँसू को आँख से नाक में प्रवाहित करने वाले मार्ग निर्माण में त्रुटि के कारण होता है। इस रोग से ग्रस्त लगभग 50 प्रतिशत बच्चों में उनके छह महीने की आयु तक पहुँचने पर यह मार्ग अपने आप बन जाता है और आँखों में पानी आना बंद हो जाता है। इस अवधि के दौरान आँखों को 3-3 घण्टे के क्रम से बोरिक लोशन से धोकर स्वच्छ रखा जाता है। (बोरिक लोशन बनाने की विधि है—एक कप ऊबले पानी में 1/4 चम्मच चाय वाला बोरिक पाउडर डाल कर उसे ठण्डा होने दिया जाता है। एक बार तैयार हो जाने पर उसे किसी स्वच्छ बोतल या बर्तन

में रख दिया जाता है और 24 घण्टे तक काम लाया जाता है।) बोरिक लोशन में डुबाए हुए रूई के फोहे से कीचड़ पोंछ दिया जाता है। इस बीमारी से बहुत चिंतित होने का कोई कारण नहीं है किंतु आँख को सावधानीपूर्वक साफ करने और किसी नेत्र चिकित्सा केन्द्र की नियमित देखरेख में रखना आवश्यक है।

यदि छह माह की अवधि में पानी आना न रुके तो जल-प्रवाह का मार्ग खोलने के लिए आँसू का 'पता लगाने' हेतु एक छोटी-सी शल्यक्रिया द्वारा मालूम हो सकता है कि कहाँ रुकावट है बाद में DCR (सर्जरी) करनी होगी। आधुनिक DCR (Endo nasal Surgery) नाक से शुरू होकर नया रास्ता बनाती है जो आँख तक पहुँचता है। इस शल्यक्रिया में किसी कारणवश देरी नहीं की जानी चाहिए, क्योंकि इससे पानी आना स्थायी बीमारी का रूप ले सकता है। शल्यचिकित्सा के परिणाम अत्यंत संतोषजनक पाए गए हैं।

पलकों पर बार-बार होनेवाले फोड़े, 'अनियाँ' उभार और सूजन (Stye)

बच्चों की पलकों के कोनों और बरौनियों की जड़ों पर फोड़ों का होना कोई असामान्य बात नहीं है। ये कमजोर बच्चों को ही नहीं अपितु भारी-भरकम और स्थूलकाय बच्चों और प्रौढ़ों को भी होते हैं। बरौनियों की जड़ों पर होने वाले नन्हे-नन्हे फोड़े 'अनियाँ' कहे जाते हैं। कुछ मामलों में ये कोई जीवाणुनाशक मलहम लगाने पर गायब हो जाते हैं। अन्य फोड़े सामान्य स्वास्थ्य में सुधार होने पर, टॉन्सिल या कंठ शालूक जैसे गले के संक्रमणों पर ध्यान देने पर ठीक होते हैं। यदि ये फोड़े किसी स्कूल जाने वाली आयु के बच्चे को बार-बार निकलें तो इन्हें आँख की बीमारी के लक्षण माना जाना चाहिए। ऐसे बच्चे का नेत्र चिकित्सा केन्द्र में आँख में चश्मा लगाने की आवश्यकता तथा कान-नाक-गले में संक्रमण का पता लगाने की दृष्टि से परीक्षण किया जाना चाहिए। कुछ 'अनियों' के बारे में चश्मा लगाने से निश्चित ही बहुत अच्छा प्रभाव पड़ता है। शायद यही एक ऐसा परीक्षण है जिस पर बहुत कम ध्यान दिया जाता है।

पलकों की चमड़ी के नीचे पीड़ा रहित कृमिकोष (सिस्टों) तथा उभार चमड़ी की ग्रंथियों में अवरोध के कारण होते हैं। हल्के रूप के होने पर ये गर्म सेंक करने तथा जीवाणुनाशक मलहम लगाने से ठीक हो जाते हैं। यदि ये बड़े हों और निरन्तर बढ़ रहे हों तो इन्हें 'उच्छेदन एवं खुरचन' की छोटी-सी शल्य-क्रिया के माध्यम से निकाल दिया जाना चाहिए।

धुँधलापन लिए दर्दनाक लाल आँख

ऐसी आँख, आँख की पुतली व कॉर्निया की सूजन की ओर संकेत करती हैं। पीड़ा होने वाले सभी मामलों में और आँखों के लाल होने पर वह चाहे मामूली

तौर पर हो या गम्भीर रूप से हो किसी प्रकार का विलम्ब किए बिना किसी नेत्र चिकित्सक की सहायता ली जाती है तो उससे किसी प्रकार की हानि नहीं हो सकती। घरेलू उपचार से कोई लाभ नहीं होता। यहाँ इस बात का उल्लेख करना उपयुक्त होगा कि 80 प्रतिशत मामलों में कॉर्निया और आइरिस बीमारियों की रोकथाम की जा सकती है। तत्काल एवं सावधानीपूर्ण उपचार ही इसका अन्तिम उपाय है और यदि ऐसा किया जाए तो इसमें 80 प्रतिशत तक सफलता प्राप्त होती है। इसमें किसी प्रकार का विलम्ब होने पर इसके भीतरी भाग में दाग पड़ जाते हैं और. धुँधलापन छा जाता है। एक बार ऐसा हो जाने पर दृष्टि लुप्त हो जाती है। काली पुतली में दाग पड़ जाने के मामलों में नेत्र विशेषज्ञ उपचार करके कुछ आराम पहुँचा सकता है किन्तु ऐसे सभी मामलों में दृष्टि नष्ट या लुप्त हो जाती है। ऐसे मामलों में दृष्टि वापस लाने के लिए किए जाने वाले सारे प्रयासों में अत्यधिक समय एवं धन लगता है तथा सफलता की कोई गारंटी नहीं होती । अतएव 'काली पुतली' से संबंधित किसी प्रकार की बीमारी की तत्काल एवं सावधानीपूर्वक जाँच तथा उपचार के लिए किसी नेत्र चिकित्सा केन्द्र में जाने की आवश्यकता सबसे मूल्यवान साबित हो सकती है।

असंगत स्रोतों से दुर्घटनात्मक चोट लगी लाल आँखों की देखभाल

विशेषतः बच्चों की आँखों को पर्याप्त और अनिवार्य क्षति पहुँचाने वाले पदार्थों की प्रचुर सूची निम्नलिखित है :

(क) त्योहारों के दौरान विस्फोटकों एवं पटाखों से खेलना। माता-पिता इन्हें अपने बच्चों के लिए खरीदने में प्रसन्नता का अनुभव कर सकते हैं किंतु कई बार इनके कारण अत्यंत असामान्य कठिनाइयाँ पैदा हो जाती हैं।

(ख) बाण, गोलियाँ छोड़ने वाली बन्दूकें और एयर गन।

(ग) चूने की धूल, धुला हुआ चूना, भवन-निर्माण में उपयोग में लाया जाने वाला कंकरीट और सीमेंट। इन रसायनों तथा कास्टिक सोडा, सल्फरिक और न्यूट्रिक एसिडों जैसे अन्य रसायनों के आँख में चले जाने पर काली पुतलियों में गम्भीर रूप से दाग पड़ जाते हैं।

(घ) उद्दंड खेलों के धमाके से उड़ने वाले कोयले के टुकड़े, लोहे के कण और धूल आँख में चले जाते हैं तथा चल रहे वाहनों के बाहर झाँकने के समय भी ऐसे ही पदार्थ आँख में चले जाते हैं।

(ङ) सूर्य ग्रहण तथा प्रकाश की अन्य खतरनाक किरणें—बढ़ती हुई उम्र के बच्चे को अरक्षित आँखों से सूर्यग्रहण नहीं देखने देना चाहिए। सूर्य की किरणों में पराबैगनी (अल्ट्रा वायलेट) प्रकाश होता है जिससे दृष्टिपटल जल जाता है।

इस तरह से देखा जाए तो बच्चों की आँखों की कई तकलीफों को टाला जा सकता है और उन्हें स्वस्थ रखा जा सकता है। प्रत्येक माता-पिता का यह कर्तव्य है कि उन्हें अपने बच्चों की आँखों की उसी भावना से देखभाल करनी चाहिए जिस भावना से वे स्वयं अपने बच्चों का ख्याल रखते हैं।

(बच्चों में होने वाले सभी संक्रमण रोग व दुर्घटना, जो प्रौढ़ों में भी होती है, सबका आगे लिखे अध्यायों में पूरा निदान मिलेगा।)

6

प्रौढ़ों की आँखों में लाली, सूजन, पीड़ा आदि के कारण और निवारण

'कंजक्टिवाइटिस' की बीमारी में एक या दोनों आँखें अचानक लाल हो जाती हैं, उनमें किरकिरी होने लगती है, दर्द होने लगता है तथा कीचड़ निकलने लगता है। कभी-कभी ऐसा लगता है कि जैसे आँख में कोई चीज चली गई है। कुछ वर्षों से यह बीमारी हमारे देश के महानगरों में बार-बार हमला करती आ रही है। सबसे पहले यह बीमारी महाराष्ट्र में 1974 में फैली थी। उस समय ऐसे कई केस सामने आए थे और लोगों ने यहाँ तक कहना शुरू कर दिया था कि यह बीमारी अरब और खाड़ी देशों के लोग लेकर आ रहे हैं। तब से इसका हमला करीब-करीब हर साल होता है।

यह बीमारी हर उम्र के लोगों को प्रभावित करती है और एक के बाद दूसरे परिवार में फैलती जाती है। इससे कोई भी नहीं बचता है। लेकिन इस बीमारी के बारे में सबसे आश्चर्यजनक बात यह है कि यदि इसका ठीक तरह से इलाज किया जाए और अच्छी तरह से देखभाल की जाए, तो यह तकलीफ चार दिनों के अल्प समय में ठीक हो जाती है।

यह बीमारी दो रूपों में सामने आती है :

1. **सामान्य**—लाल आँख, जलन, आँख के चारों ओर सूजन और पानी बहना।

2. **गंभीर**—तेज जलन, किरकिरापन, पलकों का सूजना, मोटे कीचड़ का निकलना, और बहुत ही गंभीर रूप से आँख का लाल होना—सुबह आँख खोलने में कठिनाई। कान के सामने लिम्फ गाँठ के ऊपर सूजन होती है और दर्द होता है। कभी-कभी आँख के सफेद हिस्से पर हैमरेज का धब्बा होता है।

जिन गंभीर मामलों का समय पर इलाज नहीं किया जाता है और उचित देखभाल नहीं की जाती है, उनमें उपेक्षा के कारण जटिलताएँ पैदा हो सकती हैं। कंजक्टिवाइटिस की बीमारी कॉर्निया को प्रभावित कर सकती है और उससे दृष्टि

धुँधली हो जाती है। सामान्य प्रकाश में भी आँख को खोल पाना मुश्किल हो जाता है।

इसकी देखभाल का तरीका नीचे लिखे अनुसार है–

1. आँख पर गर्म पानी की सेंक–हर दो घण्टे बाद।

2. क्लोरोमाइसिटीन या सिपलोलक्स (**Liplox**) आँख की बूँदों वाली दवा–हर दो घण्टे बाद 5-6 दिन तक।

3. बटनेजोल (**Betnesol**) की बूंद दो-तीन बार। दो-तीन दिन तक यदि आँख बहुत सूज गई हों तो इस सामान्य इलाज से यदि राहत न हो दो या तीन दिन में तो नेत्र चिकित्सक से जरूर सम्पर्क करें।

4. एनालजेसिक गोलियाँ दर्द कम करने के लिए। गर्म पानी से सेंक बहुत जरूरी होता है। ठण्डे पानी से सेंक न करें। लाली धीरे-धीरे ठीक हो जाती है और कोइे प्रतिकूल प्रभाव नहीं पड़ता।

इस बीमारी का कारण और स्रोत क्या है?

मुंबई स्थित हॉफकिन इंस्टीट्यूट ने इस विषय में अच्छा काम किया है। उसने दावा किया है कि यह विशेष किस्म की वाइरस बीमारी है। इसे **'चायमोलॉयड'** कहा जाता है। यह एक सामान्य किस्म है जो केवल आँख की नेत्रश्लेष्मा-फिल्म को प्रभावित करती है। यह 'ट्रांकोमा' के वाइरस से मिलती-जुलती है, लेकिन उतनी गंभीर नहीं है। उन्होंने देखा है कि यह हमेशा एक व्यक्ति से दूसरे के पास चली जाती है जिसका माध्यम वातावरण की हवा या प्रत्यक्ष संपर्क है। इसलिए समाज और परिवार में यह आम तौर पर फैल जाती है। सघन जनसंख्या वाले और ज्यादा भीड़-भाड़ के क्षेत्रों में यह बीमारी जल्दी फैलती है। यदि पूरा उपचार न किया जाए, तो यह एक ही व्यक्ति को कुछ ही दिनों में दूसरी बार भी हो सकती है और स्कूल व कॉलेज के छात्रों में विशेष रूप से फैलती है।

सामान्य और हल्के संक्रमण में सबसे प्रभावी दवा है 'क्लोरोमाइसिटिन' नेत्र बिंदु। हर दो घण्टे में 'क्लोरोमाइसिटिन' नेत्र बिंदु का उपयोग बहुत असर करता है। आँखों को कुनकुने बोरिक लोशन से और दो-तीन बार साफ करें। यह बहुत प्रभावी है।

गंभीर संक्रमण के समय बोरिक पाउडर के साथ गर्म फॉर्मेण्टेशन बहुत प्रभावी है–तीन बार।

यहाँ पर मैं इस बात पर जोर देना चाहता हूँ कि लम्बे समय तक बिना किसी मतलब के एक के बाद एक एण्टिबायोटिक दवाइयों का उपयोग नहीं किया जाना चाहिए। सही दवाई का प्रभाव 24 घण्टे के भीतर नजर आ जाता है और जब तकलीफ बढ़ती जाए, तभी उसी दवा का उपयोग जरूरी होता है। मेरी राय में सभी दवाइयों में से बूंदों में क्लोरोमाइसिटिन या **CIPROFLOXICIN** और साथ

में जहाँ सूजन हो वहाँ स्थानीय रूप से थोड़ी मात्रा में कॉर्टिजोन से सचमुच में मदद मिलती है। सभी लक्षण मिट जाने के बाद करीब तीन-चार दिनों तक के लिए आँख पर दवा का लगाया जाना जारी रखा जाना चाहिए।

इस बीमारी को रोकने का सबसे अच्छा तरीका क्या है?

'स्पष्ट रूप' से कहा जाए तो रोकथाम का कोई प्रभावी तरीका नहीं है, क्योंकि संक्रमण 'हवा' से फैलता है। लेकिन स्वच्छता और स्वास्थ्यदायी उपायों से जरूर मदद मिलती है। प्रभावित व्यक्ति के तौलिए, रूमाल और कपड़ों को बिल्कुल अलग रखा जाना चाहिए। धूप के चश्मे का उपयोग प्रभावी होता है। इससे अन्य व्यक्ति तक संक्रमण को रोकने में मदद मिलती है। मैंने देखा है कि बीमारी के दौरान परिवार के अन्य स्दस्यों में आँख की बूँदें या क्लोरोमाइसिटिन डालने से हमले की सांघातिकता को कम करने में मदद मिलती है।

प्रभावित न होने वाली आँखों में रोकथाम के लिए एण्टिबायोटिक के उपयोग (**Ciprofloxicine**) से भी निश्चित रूप से फायदा होता है। मेरी राय में संक्रमण की सांघातिकता परिवार के अन्य सदस्यों की आँखों में काफी कम होती है और क्लारोमाइसिटिन की बूँदों द्वारा खत्म किया जा सकता है। इसके साथ-साथ सबको इस बात का पूरा भरोसा दिलाया जाना चाहिए कि यह नुकसानदायक बीमारी नहीं है और यदि उचित सावधानी रखी जाए, तो जल्दी ठीक हो जाएगी।

इसके वापस होने की सम्भावना भी होती है। यह बड़े पैमाने पर हो जाती है। कारण यह है कि वाइरस का केवल आँखों से संबंध होता है और इस तरह से हम इसके सही स्रोत को नहीं जानते हैं।

अधिकारियों को जनता तक इसके बारे में जानकारी फैलाने और उसे शिक्षित करने के लिए पूरी कोशिश करनी चाहिए—

1. इस बीमारी के फैलाव के समय प्रचार माध्यमों से इसकी जानकारी का प्रचार किया जाना चाहिए, ताकि लोगों में घबराहट न फैलने पाए और वे यह बात समझ लें कि इसका सामना साहस के साथ करना है, जैसा कि अन्य लोग कर रहे हैं।

2. लोगों को इसके उपचार के सरल तरीके समझाए जाने चाहिए, जैसे कि गर्म फार्मेण्टेशन, आँख के दवाखाने में जाना और सुरमा, काजल जैसे घरेलू इलाज से बचना। बेकार की घरेलू दवाओं और एण्टिबायोटिक गोलियों से कोई फायदा नहीं होता है।

3. इसके अलावा जनता को इस बात का भरोसा दिलाया जाना चाहिए कि यह हानिकारक बीमारी नहीं है और समुचित सावधानी के साथ रहने पर चली जाएगी।

आज की यह कंजक्टिवाइटिस की बीमारी अपने किस्म की वाइरल संक्रमण

की एक अनोखी बीमारी है। लेकिन हर समय हर आयु के लोगों को प्रभावित करने वाली लाल आँख की बीमारियाँ इस प्रकार हैं–

1. **संक्रमण**–जीवाणु, विषाणु, फंगस, नवजात शिशु की लाल आँख व पनीली आँख, नेत्र विषयक न्यूएटोरम रोहे (ट्रैकोमा) की महामारी, खसरा (मीजिल्स), चेचक, परिसर्प (हर्पीज), सादा जोर्टर, एडिनोवाइरस और मसूरिका (छोटी माता)।

2. **एलर्जी**–(i) कान, नाक, गले, दाँत संबंधी, त्वचा और बाल।

(ii) औषधियों की गंभीर एलर्जी से आँखें लाल होती हैं। जैसे–सल्फा और एण्टिबायोटिक बिंदुएँ।

(iii) रसायन और रेडियोलॉजिकल तथा विकारक (एक्टिनिक) क्रियाशील तत्व।

(iv) ताप, ऐसिडिक, क्षार (एक्स-रे, गामा रे)।

3. **विशिष्ट**–क्षय, कुष्ठ रोग वगैरह।

इन विविध रोगों में अधिक संख्या में पाए जाने वाले रोग हैं–

(क) जीवाणुजनित (बैक्टीरियल)

(ख) विषाणुजनित–आँख, कान, नाक, चेचक, खसरा, हर्पीज (वाइरल)।

(ग) रोहे (ट्रैकोमा), कुकरे, दाने, रणे, कई नाम हैं इस एक ही रोग के।

जीवाणुजनित–ये बच्चों में अधिक होते हैं और गाँवों में ज्यादा फैलते हैं। कंजैक्टाइवा (नेत्र-श्लेष्मला) फिल्म पर हमला करने वाले जीवाणुओं के संभवतः दो मुख्य कारण हैं–कुपोषण और अस्वच्छता, वे कान, नाक और गले, एलर्जी तथा **स्पटिक खाँसी** से भी शुरू होते हैं।

आँखें लाल और बहुत चिपचिपी हो जाती हैं, गाढ़ा पानी निकलता है और दर्द होता है।

उपचार–गर्म बोरिक लोशन से आँख साफ करें।

उपयुक्त एण्टिबायोटिक–एलर्जी के लिए कान, नाक, गले की जाँच करें।

उपेक्षा करने से, समय गँवाने से तथा घरेलू रस, खखरा, त्रिफला, मधु आदि के समान घरेलू इलाज से एक साधारण बीमारी कई अन्य जटिलताओं में बदल जाती है। जहाँ कॉर्निया में संक्रमण हो जाता है और एक ओर आँख की नजर कमजोर होती जाती है, तथा दूसरी ओर ठीक इलाज न होने से आँख में स्थायी रूप से अंधापन आ जाता है। हमारे देश के गाँवों में बच्चों के अंधेपन की बीमारी इसी उपेक्षित संक्रमण से फैलती है और जब मैं यह कहता हूँ कि हमारे देश के साठ लाख अंधे लोगों में से अधिकांश पचास लाख गाँवों में रहते हैं। इन पचास लाख लोगों में से चालीस लाख लोग जीवाणु या विषाणु प्रकृति के नेत्र संक्रमण के कारण इस तरह से अंधे हुए हैं कि उन्हें पुनः ठीक करना असंभव है।

इस बात से तब और आघात लगता है, जब यह मालूम होता है कि इस

अंधेपन को सरल उपायों द्वारा रोका जा सकता है और अंधे होने से पहले आँखों का इलाज किया जा सकता है। पर इसके लिए साधन कहाँ हैं? ग्रामवासियों को कैसे शिक्षित किया जाए? **आज की तात्कालिक जरूरत है नगरों में बड़े-बड़े आधुनिक अस्पतालों के स्थान पर देश के सुदूर ग्रामीण इलाकों में जगह-जगह छोटे-छोटे राहत केंद्रों की स्थापना करना।**

7

रोहे, दाने, रणे, कुकरे यानी ट्रैकोमा

हमारे देश में ट्रैकोमा का संक्रमण पंजाब, राजस्थान, गुजरात, उत्तर प्रदेश, बिहार, बंगाल और प्रायः पूरे उत्तर भारत में बहुत पाया जाता है। यह निश्चित रूप से बहुत ज्यादा फैलने वाली बीमारी है और अब दक्षिणी और मध्य क्षेत्र के राज्यों में भी होने लगी है। यह एक विशिष्ट वाइरस संक्रमण है, जो केवल आँखों को प्रभावित करता है। यह नेत्र फिल्म को कई रूपों में प्रभावित करता है।

1. गंभीर हमला–किसी भी अन्य प्रकार की कंजक्टिवाइटिस के समान लाल, पीड़ादायक और चिपकने वाली आँख।

2. धीमा हमला–इसमें खुजली होती है और पलकें भारी होने से परेशानी होती है।

यदि समय पर इस संक्रमण को न सँभाला गया, तो कई जटिलताएँ पैदा हो जाती हैं, जैसे–आँख की बरौनियों का अंदर की ओर मुड़ जाना, अल्सर, कॉर्नियल धब्बा और विकृति तथा अंततः कभी ठीक न हो सकने वाला अंधापन। इस वाइरस के कई स्रोत हैं–रेत, मक्खियाँ, आँधी और धूल। यह वायु चालित है और प्रत्यक्ष स्पर्श और सम्पर्क से भी एक ही परिवार के व्यक्तियों को प्रभावित करता है। इसलिए उत्तर भारत में इससे परिवार और समुदाय प्रभावित होते हैं। यह रोग मध्य पूर्व और खाड़ी के सभी देशों, चीन, तिब्बत, नेपाल और भूटान में पाया जाता है। बैक्टीरिया के कंजक्टिवाइटिस के बाद ट्रैकोमा हमारे देश में अंधेपन का दूसरा सबसे बड़ा कारण है।

रोगनिदान

आँख के दवाखाने में बहुत सरलता से इस संक्रामक रोग का पता लगाया जा सकता है। एक बार इसका पता लग जाने पर आँख की और जटिलताओं

को रोकने में इलाज बहुत मदद करता है। वाइरस अंत में अपने-आप ही मर जाता है।

उपचार

1. नियमित आँखों को धोना और साफ करना अत्यंत महत्त्वपूर्ण है।

2. सल्फा सेटामिड ड्रॉप और गोलियाँ : आँखों में सल्फासेटामिड बिंदु 10% या 20% का नियमित रूप से दो-तीन महीनों तक की लंबी अवधि के लिए प्रयोग।

3. सल्फा गोलियाँ 10 दिनों की पूरी खुराक में।

4. यदि बैक्टीरियल संक्रमण की जटिलता नजर आती है, तो क्लोरोमाइसिटिन उपयोगी है। मैं हर जगह के ट्रैकोमा के उपचार में सल्फा की खुराक के साथ-साथ सल्फासेटामाइड और क्लोरोमाइसिटिन नेत्र-बिन्दुओं के मिश्रण को पसंद करता हूँ। आधुनिक **CIPROFLOXICINE** की बूंदें बहुत उपयोगी हैं।

जटिलताएँ

कॉर्नियल अल्सर : उपर्युक्त सभी सहायक उपचार के साथ-साथ आँख में पट्टी बाँध दी जाती है।

आँख की बरौनियों का उलटना और अंतरवर्त्मता (एनट्रोपीय) : शल्य चिकित्सा से सुधार महत्त्वपूर्ण है, ताकि आँख की बरौनियाँ कॉर्निया को चोट न पहुँचाने पाएँ और घाव तथा अंधापन न आने पाए।

कॉर्नियल व्रणचिह्न :

(1) यदि ऊपरी होते हैं, तो वे ऊपर बताए गए लम्बे और उचित उपचार से मिट जाते हैं।

(2) यदि गहरे होते हैं, तो उनके लिए कॉर्नियल प्रतिरोपण की जरूरत होती है।

रोकथाम :

ट्रैकोमा के संक्रमण को रोकने का एकमात्र उपाय आँखों के दवाखाने में नियमित जाँच कराना। यदि किसी को संदेह है, तो उसे हमेशा जाँचा और ठीक किया जा सकता है।

8

तिरछी या भैंगी आँख : अभिशाप? नहीं, बीमारी!

भैंगापन आँख का विकार ही नहीं, हीनता का एक बोध बना हुआ है और जब भी हमें किसी ऐसे व्यक्ति का सामना करना पड़ता है, जिसकी आँखों में यह दोष है, हमें उस पर दया-सी आती है—फिर उसका प्रदर्शन भले ही शब्दों से हो, या भाव-भंगिमा से। स्वाभाविक है, इस बीमारी के मरीज हमेशा आँख मिलाने से बचते रहते हैं।

ऐसे व्यक्ति में उभरती-पनपती आत्महीनता और अपराध की भावना छिपी नहीं रहती और इसका परिणाम यह निकलता है कि वह स्वकेंद्रित हो जाता है, समूह से डरता-सा है, अकेला, एकांतजीवी हो जाता है। इसका प्रभाव उसके व्यक्तिगत जीवन के साथ-साथ सामाजिक जीवन पर भी पड़ता है—ब्याह-शादी, नौकरी, प्यार आदि सभी इससे प्रभावित होते हैं। यदि किसी परिवार में दुर्भाग्य से किसी युवा लड़के या लड़की की आँखों में यह दोष है, तो माँ-बाप की आँखों में पलती विषाद की छाया छिपी नहीं रह पाती।

और आज के समाज में जहाँ शारीरिक सुघड़ता किसी भी अन्य अच्छाई की अपेक्षा अधिक महत्त्वपूर्ण समझी जाती है, आँख के इस विकार की समस्या और भी जटिल हो गई है। यदि किसी बच्चे की आँखों में इस बात की जरा-सी भी शंका हो जाती है, तो माँ-बाप की नींद हराम हो जाती है, उन्हें लगता है, भाग्य ने उनके बच्चे की सुंदरता छीन ली है।

अन्धविश्वासों के देश भारत में अधिक सावधानी जरूरी है

पर क्या विधि का यह क्रूर परिहास हमेशा-हमेशा के लिए जीवन का अभिशाप बना रहने को है? शायद नहीं, सच तो यह है कि यह एक मात्र बचपन की बीमारी है। वयस्कों में यदि यह पाई जाती है, तो मात्र इसलिए कि बचपन में इसके प्रति

उपेक्षा बरती गई है, पर सत्य यह है कि बचपन के इस भैंगेपन का अधिकांशतया इलाज संभव है, सफल है।

पर हमारे गाँवों में तो इसे भगवान् की मर्जी कह कर स्वीकार लिया जाता है। शायद आँख की और कोई ऐसी बीमारी नहीं है, जो इतने अन्धविश्वासी और मिथ्या धारणाओं पर आधारित हो। लोगों को पता ही नहीं है कि इस बीमारी का इलाज भी होता है। वे भगवान् से आँखें ठीक करने की प्रार्थना ही करते रह जाते हैं, पर सचाई यह है कि प्रार्थना नहीं, उचित समय पर किया गया इलाज ही अपेक्षित है। यदि माँ-बाप प्रारंभ में ही सावधान रहें व बच्चे की आँखों के इस विकार का पता लगते ही नेत्र विशेषज्ञ की सलाह ले लें, तो बीमारी का सफल इलाज कठिन नहीं है।

और यदि माँ-बाप कुदरत के भरोसे ही बैठे रहें, तो बच्चे के भाग्य में उसके संपर्क में आने वालों का उपहास और दया ही रहेगी। उम्र के बढ़ने के साथ-साथ हीनता की भावना भी बढ़ती जाती है। और इसका परिणाम?—बच्चा आत्मविश्वास खो बैठता है, जीवन के हर क्षेत्र में पीछे रह जाता है। इसके कुछ अपवाद हो सकते हैं, पर वे स्थिति की गंभीरता को कम नहीं करते।

अतः आवश्यक है कि इस बीमारी का उचित समय पर उचित उपचार हो। जहाँ इसके लिए सुयोग्य हाथों के सुनियोजित इलाज की अपेक्षा है, वहाँ अभिभावकों की सहानुभूति व समझदारी भी आवश्यक है।

पिछले दस सालों में तो चिकित्साविज्ञान के इस क्षेत्र में आशातीत प्रगति हुई है और इस बीच इस रोग के अधिकांश रोगी जिनका इलाज समय पर शुरू हो गया—ठीक हो गए हैं। यह सच है कि इलाज के साथ-साथ माँ-बाप का व स्वयं रोगी का सहयोग अत्यंत आवश्यक है और यह डॉक्टर को बहुत सहायता देता है। अतः आवश्यक है कि इस रोग से संबंधित सभी लोग कुछ मूल बातों को समझ लें।

पहली मुख्य बात जो समझने की है, वह यह है कि दो-तीन माह की उम्र तक पहुँचने तक तो सभी बच्चों की आँखें कुछ तिरछी लगती हैं, अतः इस अवस्था तक माँ-बाप के चिंतित होने की आवश्यकता नहीं फिर भी, यदि यह तिरछापन बहुत अधिक है, तो अवश्य ही डॉक्टर से सलाह ली जानी चाहिए।

यदि तीन माह की उम्र के बाद भी आँख का यह तिरछापन बना रहता है, तो इसे प्रकृति के भरोसे कदापि नहीं छोड़ा जा सकता, साधारणतया पहले तेज बुखार, टाइफाइड अथवा किसी अन्य लंबी बीमारी के बाद ही इस रोग के लक्षण दिखते हैं। सर में लगी कोई भी चोट इसका कारण बन सकती है।

कई बार तो बच्चों की आँखों का तिरछापन कोरा भ्रम ही होता है। इस भ्रम

का संबंध चेहरे की बनावट से भी है। भौंहों के बीच की दूरी की अधिकता व आँखों की अनुपात से अधिक दूरी से भी आँखों में तिरछेपन का एहसास हो सकता है। उम्र के साथ-साथ ज्यों-ज्यों भौंहों के बीच की दूरी कम होती जाती है, अर्थात् आँख व नाक का संधि-स्थल उभरता जाता है, यह दिखाई देने वाला तिरछापन समाप्त हो जाता है। अतः यदि आँखों के विशेषज्ञ से यह आश्वासन मिल जाए कि तिरछापन नहीं है, तो काफी राहत मिलती है।

बहुत अधिक कमजोर आँखों वाले बच्चों में भी यह भ्रम पैदा हो सकता है। इसके इलाज की भी आवश्यकता नहीं, क्योंकि ज्यों-ज्यों बच्चा बढ़ता जाएगा, यह एहसास समाप्त होता जाएगा। फिर यह भ्रम तो एक बार डॉक्टर व; पास जाने मात्र से ही दूर हो सकता है, अतः ऐसे मामलों में जितना जल्दी डॉक्टर से संपर्क किया जा सके उतना ही अच्छा है।

अब, डॉक्टर इसका इलाज कैसे करते हैं? इलाज से पहले निदान और इसके निदान के लिए तो किसी लंबी-चौड़ी तैयारी की भी आवश्यकता नहीं। सबसे पहले तो डॉक्टर प्रयास करता है कि बच्चे को मित्र बनाया जा सके फिर टॉर्च की सहायता से दो महीने के बच्चे की आँखों में भी तिरछेपन का पता लगाना कोई मुश्किल काम नहीं है। जैसे—फोटोग्राफर रिझा-रिझा कर बच्चे की फोटो लेने की कोशिश करता है, वैसे ही, यहाँ भी खनकती चाबियाँ, खिलौने और आकर्षक चित्र काफी काम आते हैं। फिर आँख के अन्दरूनी हिस्से की जाँच की जाती है। यह काम अन्धेरे कमरे में बच्चे की आँखों को विशेष औषधियों द्वारा किया जाता है। यही एक ऐसी जाँच है, जिसके लिए यदि बच्चे का सहयोग न मिले, तो उसे नींद का इन्जेक्शन देकर जाँच पूरी की जाती है।

इसके बाद आती है इलाज की बारी। साधारणतया हर रोगी का रोग अपने ही ढंग का होता है, अतः यह डॉक्टर पर निर्भर करता है कि वह किस रोगी के लिए इलाज का कौन-सा तरीका अपनाता है।

अरे! मुन्ना क्या अभी से चश्मा पहनेगा!

एक साधारण-सा इलाज तो चश्मा ही है, क्योंकि अधिकांश बच्चे की आँखें, जिन्हें यह रोग होता है, कमजोर होती हैं। चश्मे की सहायता से नजर ठीक की जा सकती है। तीन साल से छोटे बच्चे के लिए चश्मा पहनना कठिन नहीं है। बड़े बच्चे शीघ्र ही चश्मे के अभ्यस्त हो जाते हैं, क्योंकि उन्हें चश्मा पहनकर साफ दिखाई देने लगता है। चश्मा बच्चे की आँखें की रोशनी निरंतर बढ़ाता है। 5 से 7 प्रतिशत तिरछी आँखों वाले बच्चों की आँखें तो अकेले चश्मे के प्रयोग से ही ठीक हो जाती हैं, पर इसके लिए चश्मे के फ्रेम का गोल होना आवश्यक है, ताकि

बच्चा चश्मे के ऊपर न देखे, कई माँ-बाप बच्चों को चश्मा पहनाना नहीं चाहते। इस सौन्दर्य बोध (?) की बहुत बड़ी कीमत चुकानी पड़ती—बच्चे को अंधा हो जाने से रोकने का एकमात्र उपाय चश्मा ही है। माँ-बाप को बच्चों के लिए चश्मे से कतराना नहीं चाहिए।

आँख के व्यायाम

इसके अलावा 5-6 साल की उम्र के ऐसे बच्चों को, जो डॉक्टर की बात समझ सकें, मशीन द्वारा आँखों की कसरत करायी जाती है। 'साइनेप्टोफोर मेजर' नाम की इस मशीन की सहायता से बच्चे को एक साथ दोनों आँखों का प्रयोग करने का अभ्यास कराया जाता है। बच्चा इसमें रुचि ले सके, इसके लिए आकर्षक चित्रों व रिझाने वाले खेलों की सहायता ली जाती है पर इन कसरतों के लिए बच्चे का क्रियात्मक सहयोग अपेक्षित है।

अच्छी आँख को ढकना

एक दूसरा उपाय जो काम में लिया जाता है, वह है उस आँख का भरसक उपयोग, जिसमें तिरछापन है, दूसरी आँख बन्द करके एक विशेष विधि द्वारा रोगी की आँखों को एक सँकरे छिद्र में सीधा देखने को 'बाध्य' किया जाता है। ऐसा करने से तिरछी आँख में हलचल होती है, और 'अन्धेरे से बाहर आकर' चीजें देखने लगती है और एक बार जब यह देखना आरंभ कर देती है, तो फिर यह स्वयं ही सीधा देखने लगती है। यदि 30-40 दिन तक यह इलाज करने पर कोई विशेष प्रभाव नहीं दिखता, तो इसे बन्द कर दिया जाता है, रोग के प्रारंभ में यह विधि अधिक उपयोगी सिद्ध हुई है।

कुछ मामलों में इलाज के बाद चश्मा लगाना भी जरूरी नहीं रह गया है। इलाज के पूर्व और इलाज के बाद के चित्रों में यह बात स्पष्ट है।

शल्य चिकित्सा

शल्य-चिकित्सा इलाज का सर्वोत्तम तरीका है। यह ऑपरेशन उन मांसपेशियों पर किया जाता है, जो आँख की पुतली को चारों ओर घुमाती हैं, आँख के तिरछेपन के प्रकार के अनुसार इन मांसपेशियों को ढीला किया जाता है, अथवा कसा जाता है। अगर तिरछापन अंदर की तरफ है, तो बाहर की ओर की मांसपेशियों को कसा जाता है, ताकि वे इसे बाहर की तरफ खींच सकें, तथा अंदर की ओर मांसपेशियों को ढीला किया जाता है, ताकि उन्हें आराम मिल सके। और यदि आँख बाहर की तरफ तिरछी है, तो इसका उल्टा किया जाता है। इसी प्रकार की क्रियाओं द्वारा

ऊपर या नीचे की तरफ तिरछी आँखों का इलाज किया जाता है, पर साधारणतया भैंगापन दाएँ या बाएँ तरफ ही होता। ऑपरेशन की यह प्रक्रिया गणितीय गणनाओं पर आधारित होती है। यहाँ यह ज्ञातव्य है कि ऑपरेशन की किसी भी क्रिया में आँख को नहीं खोला जाता, और न ही आँख के किसी अन्य हिस्से में कोई परिवर्तन ही किया जाता है।

भैंगेपन की प्रारंभिक अवस्था में इस विधि से रोगियों को आशातीत लाभ मिला है। चश्मा, कसरत, रोगी को किसी विशेष दिशा में देखने को बाध्य करना आदि सभी तरीकों का उद्देश्य दृष्टि सुधारना है। इसके बाद आँखों को सीधा करने का अन्तिम कार्य शल्य-चिकित्सा द्वारा किया जाता है। ये चारों विधियाँ एक साथ या अलग-अलग प्रयोग में लाई जाती हैं।

तीन-चार वर्ष की अवस्था इस रोग के लिए शल्य-चिकित्सा की दृष्टि से सर्वोत्तम अवस्था है। लेकिन माँ-बाप किसी अनजाने डर के कारण अपने नन्हे-मुन्ने बच्चे का ऑपरेशन कराने में हिचकते हैं, यह एक अक्षम्य मानवीय भूल है। क्योंकि आज तो आधुनिक वैज्ञानिक उपकरणों की सहायता से भैंगेपन का ऑपरेशन अत्यंत सरल हो गया है। अतः बच्चे में इस रोग का पता लगते ही उचित इलाज करवा लेना आवश्यक है, और ऑपरेशन यदि आवश्यक हो, तो बच्चे के स्कूल जाने से पहले ही करवा लेना चाहिए।

अंध-विश्वासों व डर के कारणवश, इसे दुर्भाग्य ही कहा जाएगा कि बचपन में इस पर कोई ध्यान नहीं दिया जाता तथा इसे प्रकृति व भगवान के भरोसे छोड़ दिया जाता है। बाद में इसका परिणाम बड़ा भयानक निकलता है, धीरे-धीरे वह टेढ़ी आँख सुस्त पड़ती जाती है, और फिर एक दिन उसकी ज्योति समाप्त हो जाती है, इस प्रकार की आँख का कोई उपयोग नहीं रहता, मस्तिष्क से इसका संबंध टूट-सा जाता है और इसी का नाम अंधापन है। अंधेपन का संबंध टेढ़ी आँख की पुतली से नहीं मस्तिष्क से है। जब मस्तिष्क पुतली के माध्यम से आकारों को ग्रहण करना बंद कर देता है, तो दिखना बंद हो जाता है, **मस्तिष्क भैंगी आँख को पाँच-छह साल तक की आयु का समय देता है।** तब तक यदि वह ठीक हो जाए, तो मस्तिष्क अपना काम फिर से प्रारंभ कर देता है, अन्यथा नहीं। इसी महत्त्वपूर्ण आयु में मस्तिष्क के मोड़ आदि निर्धारित होते हैं, अतः उस उम्र तक आवश्यकतानुसार परिवर्तन सम्भव है, यदि एक बार यह उम्र निकल गई, तो 'मैदान हाथ से निकल जाता है' इसके बाद शल्य-चिकित्सा द्वारा आँख को सीधा तो किया जा सकता है, पर आँख की रोशनी नहीं लौटाई जा सकती। समस्या का अंत यहीं नहीं हो जाता। बड़ी उम्र में ऑपरेशन के द्वारा सीधी की गई आँख कुछ समय बाद फिर तिरछी हो जाने की आशंका बनी ही रहती है। **आँख के तिरछेपन के अनुसार**

यह बच्चे का नैतिक अधिकार है कि ज्यों ही उसकी आँख में तिरछेपन का एहसास हो, उसे विशेषज्ञों के पास ले जाया जाए।

कभी-कभी 8-10 वर्ष की उम्र के बाद भी आँखों में तिरछापन आ जाता है। साधारणतया इसका कारण आँखों का नियंत्रण करने वाली मांसपेशियों को लकवा मार जाना ही होता है। छोटे बच्चों में भी इसकी संभावना है, पर इसका निदान आँखों का विशेषज्ञ ही कर सकता है।

बड़ी उम्र में आँखों की मांसपेशियों को लकवा होने के निम्न कारण हो सकते हैं : 1. कोई दुर्घटना जिसमें सर को अथवा आँख को चोट लगे। 2. टाइफाइड, डिप्थीरिया, चेचक जैसी बीमारियाँ, जिनका संबंध मस्तिष्क से है। 3. उच्च रक्तचाप अथवा मधुमेह। 4. मस्तिष्क की अन्य बीमारियाँ, जिनका उद्‌गम अभी तक अज्ञात है।

आँख की मांसपेशियों का लकवा मस्तिष्क से आने वाली रक्त धमनियों का ही एक हिस्सा है। और लकवे से ग्रसित आँख का इलाज भी वैसे ही किया जाता है, जैसे शरीर के किसी अन्य भाग को लकवा हो जाने पर किया जाता है। इसमें शल्य-चिकित्सा का कहीं समर्थन नहीं है। धमनियों व मांसपेशियों को पूरा आराम दिया जाता है। टॉनिक दिए जाते हैं ताकि वे अपनी खोई हुई शक्ति फिर से पा सकें। इस प्रकार के 60 प्रतिशत रोगी कुछ समय बाद पूरी तरह से या आंशिक रूप से उस विधि से ठीक हो ही जाते हैं, जबकि शल्य-क्रिया तिरछी आँख वाले बच्चे की चिकित्सा का अनिवार्य-सा हिस्सा है, वहाँ लकवे के कारण हुई तिरछी आँख के लिए ऑपरेशन जहाँ तक संभव हो टाला जाता है। अधुनातन चिकित्सालयों में बिजली की गर्मी व 'फिजियोथिरेपी' के प्रयोग से काफी अच्छे परिणाम प्राप्त किए गए हैं। भैंगेपन के वे रोगी, जो बचपन से ही इसके शिकार हैं व उस समय जिनके इलाज की उपेक्षा बरती गई, बड़ी उम्र में भी ऑपरेशन द्वारा आँखें सीधी करवा सकते हैं पर इस उम्र में उनका चेहरा तो आकर्षक बन सकता है, दृष्टि नहीं मिल सकती।

भैंगेपन का एक अन्य कारण और भी बीमारियाँ हैं, जैसे परदे का सुखाव आदि। आँख की कोई ऐसी लंबी बीमारी जिनका परिणाम ज्योति का क्षीण होना हो। ऐसी अंधी आँख की स्वाभाविक प्रवृत्ति भी बाहर की ओर निकलने की होती है। इस प्रकार की आँख सुस्त और बीमार हो जाती है। इस प्रकार की तिरछी आँख तब तक ठीक नहीं की जा सकती, जब तक पहले अंधेपन की बीमारी का इलाज न हो, और यह भी रोग के प्रारंभ में ही हो जाना चाहिए।

सारांश

अतः स्पष्ट है कि भैंगापन बचपन की बीमारी है, और इसका इलाज संभव है, बशर्ते इलाज बीमारी के शुरू होने के तुरन्त ही अत्यंत आवश्यक है, और प्रकृति के भरोसे छोड़ने की कीमत बहुत भारी पड़ती है। माँ-बाप का थोड़ा सा अनुत्तरदायित्व न केवल बच्चे की आँख को हमेशा-हमेशा के लिए तिरछा रखेगा, अपितु उसे अंधा भी कर सकता है।

9

आँख की ऊपरी पलक का झुकना या गिर जाना (प्टोसिस)

'प्टोसिस' शब्द का सरल अर्थ है आँख की पलक का नीचे की ओर ही देखते रहना या उसका लटक जाना। यह बुनियादी तौर पर एक जन्मजात दोष होता है जो एक या दोनों आँखों की ऊपरी पलकों में देखा जाता है (देखिए चित्र)। यह दोष अक्सर देखा जाता है। यह जन्म के समय से ही दिख सकता है या बचपन में दिखने लगता है। इसका कारण माँ के गर्भाशय से बच्चे के निकलने के समय प्रसूति में कठिनाई, चिमटे का प्रयोग (For cep delivery) या किसी अन्य किस्म का जन्मगत आघात हो सकता है। हो सकता है कि बिना किसी कारण के ही हो जाए।

यह आँख की पलकों को चलाने वाली तंत्रिका के पक्षाघात के कारण होता है। इसके साथ सदैव अन्य आँख की मांसपेशी का पक्षाघात होता है (देखिए चित्र)। भेंगापन मौजूद होता है। बढ़ने वाली लटकन को शल्यचिकित्सा द्वारा ठीक किया जा सकता है, लेकिन पक्षाघाती लटकन को सुधारना संभव नहीं भी हो सकता है। काफी कम उम्र में शल्यचिकित्सा से ठीक करना संभव होता है। आँख की पलक के नीचे लटकने के दोष से ग्रस्त बालक अपने सिर को ऊँचा उठाकर देखने की कोशिश करता है और आँख की पलक के गिरने को रोकने के लिए और दृष्टि सुधारने के लिए गले की मांसपेशी को सिकोड़ता है। उसकी गर्दन के चारों ओर कठोरपन और दर्द उत्पन्न हो जाता है। यदि समय पर ठीक न किया गया, तो आँख की पलक के लटकने से आँख की दृष्टि कम हो सकती है। शल्यचिकित्सा को बच्चे के बड़े और समझदार होने तक (8 से 12 वर्ष) रोका जा सकता है। माता-पिता के लिए इसकी स्थिति को समझना जरूरी होता है और डॉक्टर द्वारा शल्यचिकित्सा की बात मान लेनी चाहिए।

शल्यचिकित्सा से आँख की पलक की मांसपेशी को ऊपर कस दिया जाता है, जिससे पलक ऊपर उठ जाती है। यह एक अत्यंत सूक्ष्म ऑपरेशन है इसमें न केवल मांसपेशी बल्कि सिकोड़कर त्वचा को ठीक कर दिया जाता है। सोते समय आँख की पलक जरूर बंद होनी चाहिए और कॉर्निया को स्वस्थ बना रहना चाहिए।

झुकी पलकें

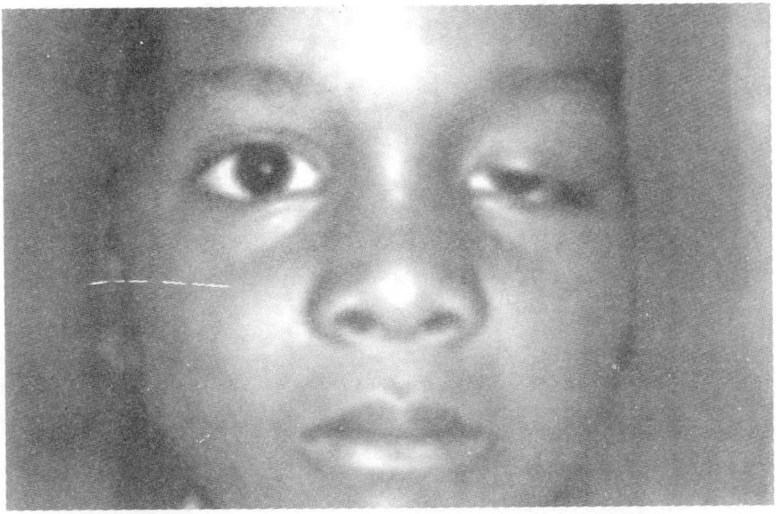

ऑपरेशन के पहले

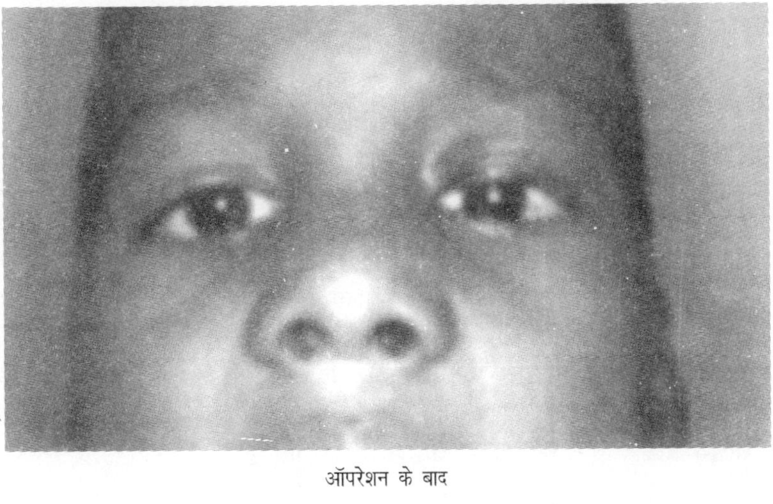

ऑपरेशन के बाद

10

मायोपिआ अर्थात् निकटदृष्टिता (शॉर्ट साइटेडनेस)

बच्चों की आँखों की खराबियों में मायोपिआ—जिसे निकटदृष्टिता या शॉर्ट साइटेडनेस कहते हैं—उससे ज्यादा गलत समझा जाने वाला और कोई दूसरा विषय नहीं है। यदि उन्हें सही चश्मा या कॉण्टैक्ट लैंस लगा दिया जाए, आँखों की सफाई और देखभाल के बारे में सही मार्गदर्शन दे दिया जाए, तो उनमें से अधिकांश बच्चे एक सामान्य और स्वस्थ नजरों वाला जीवन बिता सकते हैं। अंतिम और महत्त्वपूर्ण बात यह है कि इस विषय में पीढ़ियों से चली आ रही पुरानी और रूढ़िवादी धारणाओं पर आधारित सभी गलत विचारधाराओं को स्पष्ट करने के लिए नेत्र विशेषज्ञ और माता-पिता के बीच स्पष्ट और ईमानदारीपूर्ण चर्चा बहुत जरूरी है। मैं इसे अपना कर्तव्य समझता हूँ कि मुझे इस महत्त्वपूर्ण विषय पर सभी प्रकार के भय और चिंताओं का निराकरण करना चाहिए।

दृश्य है मेरे क्लिनिक का, और बातचीत हो रही है 9 वर्ष की एक छोटी बच्ची की—जिसे पहली बार करीब 4 नम्बर का चश्मा लगने वाला है—चिंतित माँ के साथ पिता जो उसके बाजू में उदास, चिंतित और चुपचाप बैठे हैं। माँ की आँखों से आँसू बह रहे हैं। वह दृश्य तनावपूर्ण है। यह चश्मा न लगने पाए, इसके लिए कुछ कीजिए, डॉक्टर साहब? मैं इसके लिए कुछ भी खर्च करने को तैयार हूँ! इतनी छोटी बच्ची कैसे चश्मा पहन सकती है? उसे कुछ दवा दे दीजिए, कुछ व्यायाम बता दीजिए, लेकिन मैं उसे यह चश्मा नहीं पहनाना चाहती हूँ। लोग यह समझेंगे कि वह अंधी है, इसीलिए चश्मा लगा रही है। उस पर लोग लांछन लगाने लगेंगे। उसके साथ भला कौन शादी करेगा? आदि, आदि।

जिस बालिका की मैंने अभी-अभी जाँच की है और जिसे मैंने मायोपिआ—निकटदृष्टिता यानी शॉर्ट साइटेडनेस के लिए माइनस चश्मा लगाने के लिए कहा है, उसके माँ-बाप के साथ मेरी बातचीत का कोई अंत नजर नहीं आ

मायोपिआ क़ी लम्बी आँख

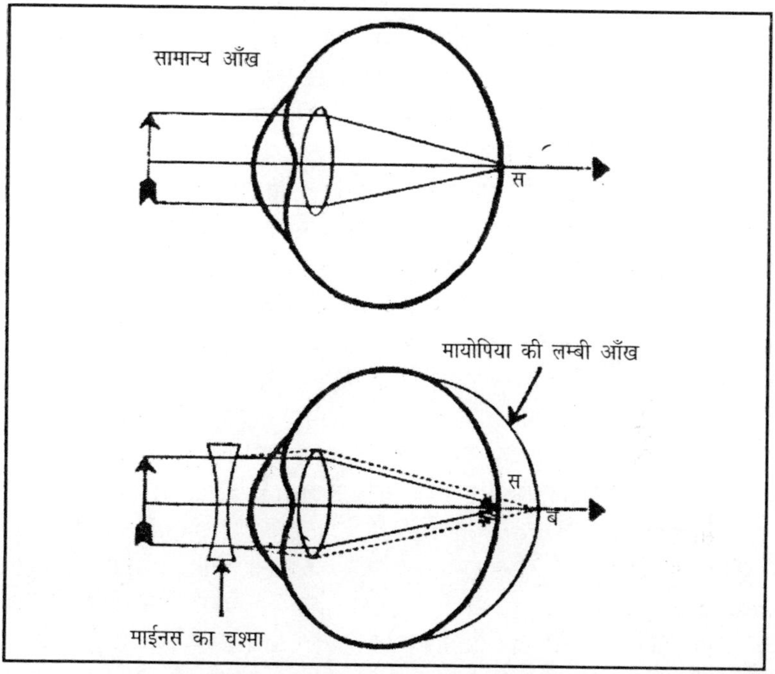

रहा है। मैं, माँ, पिता और बालिका की ओर देखता रहता हूँ और उन्हें इस हालत के लिए बातें कहने और सवाल पूछने का पूरा अवसर देता हूँ। मैं ऊपर से भावुक न होने की स्थिति में बना रहता हूँ, लेकिन भीतर-ही-भीतर मेरा मन भी पीड़ा से भर जाता है। मैं अपने प्रत्येक शब्द को सँभालते हुए बोलना शुरू करता हूँ।

"श्रीमती साहनी, आपकी बेटी को आँखों का कोई रोग नहीं है। उसे माइनस नंबर इसलिए लग रहा है, क्योंकि जन्म से उसकी आँख सामान्य से थोड़ी बड़ी है। वह ब्लैकबोर्ड या टी.वी. या सिनेमा के पर्दे को स्पष्ट रूप से फोकस नहीं कर पाती है। मैं किसी भी दवा या व्यायाम से नेत्रगोलक यानी आइ बाल को छोटा नहीं कर सकता हूँ। दुनिया का कोई भी डॉक़्टर ऐसा नहीं कर सकता है। उसे साफ-साफ और ठीक-ठीक देख पाने के लिए चश्मा ही चाहिए। यदि आप उसे चश्मा नहीं लगाने देंगी, तो वह पढ़ने में होशियार नहीं बन पाएगी, वह ब्लैकबोर्ड पर साफ-साफ नहीं पढ़ पाएगी। कृपया चिंता न करें, क्योंकि मुझे पूरा विश्वास है कि वह जब तक हाईस्कूल में पहुँचेगी, तब हो सकता है कि हम उसे कॉण्टैक्ट लैंस लगा देंगे।"

आइए, इसीलिए, अब हमें इस विषय पर विस्तारपूर्वक चर्चा कर लेनी चाहिए और यह मालूम कर लेना चाहिए कि मायोपिआ क्या है? इसे यहाँ पर एक मायोपिआग्रस्त नेत्रगोलक के रेखाचित्र द्वारा स्पष्ट किया गया है। मायोपिआ में नेत्रगोलक जन्म के समय ही सामान्य आकार से बड़ा होता है। सामान्य व्यास 24 एमएम (mm) होता है। रेखाचित्र दिखाता है कि सामान्य लंबाई 'ब' है, जिस बिंदु पर किसी प्रतिबिम्ब का फोकस सुस्पष्ट होता है, व्यक्ति को सामान्य और स्पष्ट रूप से नजर आता है। मायोपिआ बिंदु बहुत आगे 'स' पर है। फोकस तब विकृत और अस्पष्ट हो जाता है। चूँकि मायोपिआ में नेत्रगोलक की लंबाई सामान्य से लंबी होती है, इसलिए लंबाई को घटाने के लिए सामान्यतः कोई भी कुछ नहीं कर सकता है–दवाओं, व्यायाम आदि से कुछ नहीं किया जा सकता है। यदि आँख के सामने केवल एक अवतल लैंस (माइनस) रखा जाता है, तो फोक्स बिंदु 'स'–पर चला आएगा, जहाँ से प्रतिबिम्ब स्पष्ट हो जाएगा। माइनस चश्मे या माइनस शक्ति वाले कॉण्टैक्ट लैंस का कार्य फोकस को सही रूप में रखना है। संक्षेप में कहा जाए तो मायोपिआ नेत्रगोलक की शारीरिक लंबाई का अधिक होना है।

आँखों के मायोपिआग्रस्त बनाने वाले घटक कौन-से हैं–ब और स पाइण्ट देखिए।

सामान्य और औसत स्थितियों में चश्मे या कॉण्टैक्ट लैंस ही हमारी पहुँच के भीतर का उपचार हैं और उनमें देरी नहीं की जानी चाहिए। दृष्टि को सही बनाने में जितनी भी देरी की जाती है, आँख दृष्टि को वापस लाने में उतनी ही सुस्त होती जाती है। आँख को मायोपिआग्रस्त बनाने वाले घटक कौन-से हैं? सबसे आम घटक है वंशानुगत। 75% मामलों में बच्चों को यह माता-पिता या दादा-दादी से विरासत में मिलता है। बाकी 25% को यह अन्य अज्ञात कारणों से मिलता है। विटामिनों, कैल्सियम, प्रोटीनों आदि की कमी को मायोपिआ का एक मान्यता प्राप्त घटक समझा जाता है।

रात्रि के समय कृत्रिम प्रकाश में आँखों पर लम्बे समय तक तनाव से भी मायोपिआ हो सकता है। संक्षेप में कहा जाए तो यह एक अर्जित रोग नहीं है, बल्कि एक पीढ़ी से दूसरी में चला आने वाला एक प्राकृतिक रूप से संप्रेषित दोष है। मायोपिआग्रस्त बच्चों के सभी माता-पिता को यह बात स्पष्ट रूप से समझ लेनी चाहिए ताकि वे अनावश्यक रूप से भयभीत न हों और अनावश्यक चिकित्सकीय या गैर-चिकित्सकीय उपायों के लिए भाग-दौड़ न करें।

आँख की वे अन्य स्थितियाँ कौन-कौन सी हैं, जहाँ किसी व्यक्ति को माइनस नंबर लगता है?

आँख से जुड़ी हुई अन्य और स्थितियाँ भी होती हैं, जो वंशानुगत नहीं होती हैं, जिनमें निकटदृष्टिता पहली बार सामने आती है। यह सामान्यतः वयस्कों में होती है और सबसे ज्ञात कारण है मोतियाबिंदु और मधुमेह।

उपचार क्या है?

मायोपिआ के लिए सबसे सरल, शीघ्र लिया जाने वाला और वैज्ञानिक रूप से सही उपचार है एक विशेषज्ञ के नेत्र क्लिनिक में आँख की पूरी और सावधानीपूर्ण जाँच के बाद चश्मे का नंबर लेना और वह चश्मा लगाना (ऊपर की अन्तिम दो पंक्तियों में लिखा गया प्रत्येक शब्द विशिष्ट और अर्थपूर्ण है।) आँख की पूर्ण आंतरिक जाँच के बिना प्राप्त किया गया चश्मे का नंबर लेने का मतलब है लापरवाही के आधार पर समुचित चिकित्सा जाँच कराए बिना किसी कंपाउंडर से दवाइयाँ लेना और उसका सेवन करना, जो पूरी तरह से गलत है।

चश्मे का नंबर किस उम्र में दिया जाता है?

मायोपिआ बहुत छोटी उम्र में और नवजात शिशु में भी स्पष्ट हो सकता है। यदि माँ को कोई संदेह लगे, तो एक साल की उम्र में पहली जाँच जरूरी हो जाती है। लेकिन प्रैक्टिस में हमने देखा है कि जिन बच्चों के माता-पिता को मायोपिआ है, क्लिनिक में उन बच्चों की जाँच उनके प्राथमिक शाला में भर्ती होने से तुरन्त पहले जरूर की जानी चाहिए। विचार की दृष्टि से सभी स्कूल-पूर्व बच्चों की अनिवार्य रूप से नेत्र दृष्टि जाँच की जानी चाहिए। चश्मे के किसी भी नंबर के लिए शीघ्र और सावधानीपूर्वक जाँच के लिए बच्चे का सहयोग प्राप्त करना कोई मुश्किल काम नहीं है। आँख की आगे विस्तृत जाँच के लिए एक हल्के उपशमन की जरूरत पड़ सकती है। 2-4-5 साल का एक छोटा बच्चा 1-2 या अधिक का मायोपिआ होने पर स्कूल के लिए चश्मा पहनेगा। एक औसत बच्चा जिसे चश्मे से अधिक स्पष्ट दिखाई देता है, उसे इसी तरह से पहनना और रखना पसंद करेगा, जैसे वह अपने नए जूते या नए कपड़े पहनता है या नए खिलौने से खेलता है। इसका सबसे महत्त्वपूर्ण हिस्सा यह है कि बच्चे को चश्मे से अधिक अच्छी तरह से दिखाई पड़ना चाहिए। यदि उचित प्रयास के बावजूद बच्चे छोटी उम्र में चश्मा नहीं पहनते हैं, तो उन पर जबर्दस्ती नहीं की जानी चाहिए। उसे एक अन्य विस्तृत जाँच के बाद 5-6 वर्षों की उम्र तक इन्तजार कराया जाना चाहिए।

यह सही है कि 95% बच्चों को चश्मे से अधिक अच्छा दिखेगा और उन्हें इससे फायदा होगा।

मैं माता-पिता को यह बात बहुत दृढ़तापूर्वक कहता हूँ कि चश्मे का कोई अन्य विकल्प नहीं है। और यह सही है कि दवाइयों, टॉनिक तथा नीम-हकीमी उपचार की कोशिश में खर्च किए गए धन, समय और शक्ति से कोई मदद नहीं मिलती है तथा बहुमूल्य समय गँवाया जाता है। (माँ हिचकते हुए भी मेरी सलाह मान लेती है और तब मैं बच्ची के लिए जरूरी नंबर का चश्मा बताता हूँ। जब वे मेरे कमरे से बाहर चले जाते हैं, तब मैं कुछ समय के लिए विचारमग्न होकर

बैठ जाता हूँ तथा कल्पना करता हूँ कि जो बच्ची अभी-अभी गई है, अगर मैं उसका पिता होता, तो क्या सोचता। मैं बच्चे के माता-पिता की यातना और चिंतित क्षणों को महसूस करता हूँ। जैसे-जैसे वह बच्ची चश्मा लगाए हुए बड़ी होती जाएगी, वैसे-वैसे वे स्कूल, कॉलेज या विवाह के समय भविष्य का सामना कैसे करेंगे। इस विषय के कुछ ज्ञान के साथ एक नेत्र चिकित्सक के नाते मैं जानता हूँ कि इनमें से अधिकांश चिंता और भय आधारहीन हैं।)

पढ़ते समय शारीरिक मुद्रा का सही तरीका

चलने, बैठने, शरीर की मांसपेशियों के उचित आराम के लिए बिस्तर पर लेटने के समान सभी क्रियाओं के लिए सही शारीरिक मुद्रा के लिए हम निर्धारित मापदण्डों का पालन करते हैं, उसी तरह से आँख के अत्यधिक तनाव और थकान को टालने के लिए पढ़ने, लिखने, चित्र बनाने या कोई भी दूसरा कार्य करने के समय शरीर के (रेखाचित्र देखें) संबंध में आँख की मुद्रा अत्यंत महत्त्वपूर्ण है। जब व्यक्ति निकटदृष्टिक हो, तब यह और भी महत्त्वपूर्ण है। क्योंकि आँख के तनाव, आँख की मांसपेशी, थकान और चश्मे के नंबर के बीच सीधा संबंध है। आँख की मांसपेशी जितनी मजबूत होती है, चश्मे का नंबर उतना ही कम होता है। उदाहरण के लिए सोने की स्थिति में कृत्रिम प्रकाश में या धुँधले प्रकाश में लम्बे समय तक पढ़ने या लिखने से आँख की कोमल मांसपेशी पर जोर पड़ता है और थकान आ जाती है। इसलिए मायोपिआग्रस्त लोगों को देर रात तक काम नहीं करना चाहिए। सभी अध्ययन और निकट का काम एक टेबल और कुर्सी पर बैठकर किया जाना चाहिए, जिस पर 60 वॉट के बल्ब का प्रकाश समान रूप से पढ़ने वाली सामग्री पर पड़ना चाहिए आँख के ऊपर नहीं। दूर-स्थित या ऊँचाई पर लगी हुई नियोन लाइटें डेस्क कार्य के लिए नहीं, बल्कि केवल सजावट की प्रकाश व्यवस्था के लिए होती हैं। पलंग पर लेटे हुए पढ़ने में कोई गलती नहीं, यदि पीठ सीधी हो और पीठ पीछे एक बड़ा तकिया हो (चित्र देखें) टेबल लैम्प का प्रकाश या खुली खिड़की का प्रकाश पुस्तक पर कंधे के पीछे पड़ना चाहिए। चलती हुई रेलगाड़ी और बस तथा लोक वाहन में पढ़ना केवल थोड़े समय के लिए ठीक है, लेकिन यहाँ भी बैठने की मुद्रा और प्रकाश महत्त्वपूर्ण हैं।

मायोपिआ के लिए कौन-कौन से नेत्र व्यायाम

आँखों को स्वस्थ और चमकदार बनाए रखने के लिए एक रामबाण के रूप में आँखों के व्यायाम के बारे में हम सबके मन में बहुत उत्सुकता बनी हुई है। शहर में चारों ओर प्राकृतिक चिकित्सा के क्लिनिक फैले हुए हैं, जो यह दावा करते हैं कि वे पूरी तरह से आँखों का चश्मा हटा सकते हैं और सामान्य दृष्टि

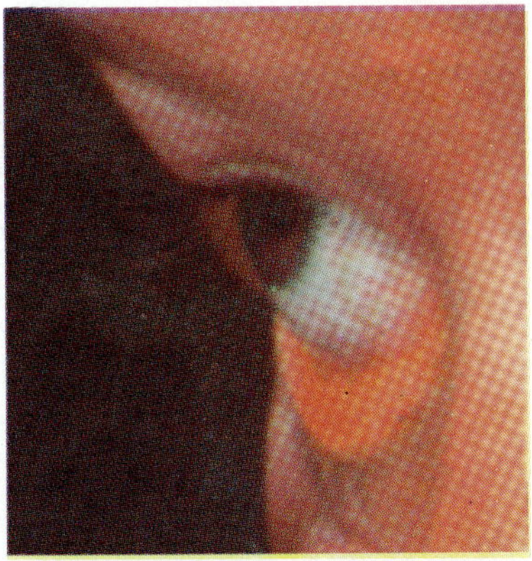

बच्चे की लाल सूजी आँख *(संदर्भ : पृष्ठ संख्या-23)*

लाल आँखें

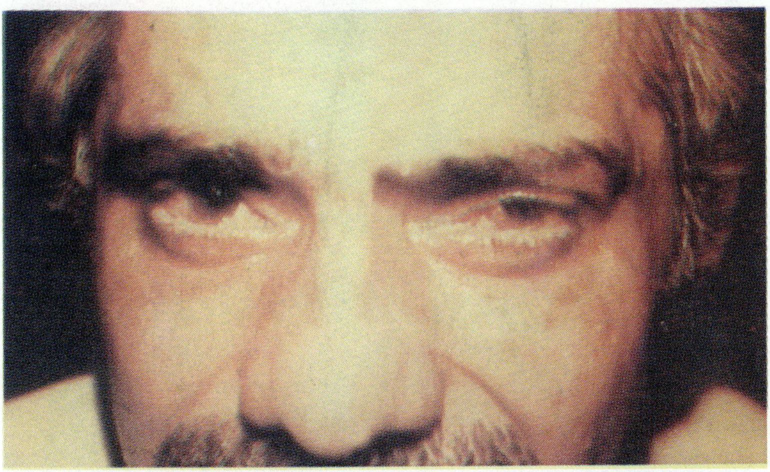

दोनों आँखों में 'कंजक्टिवाइटिस' का हमला *(संदर्भ : पृष्ठ संख्या-28)*

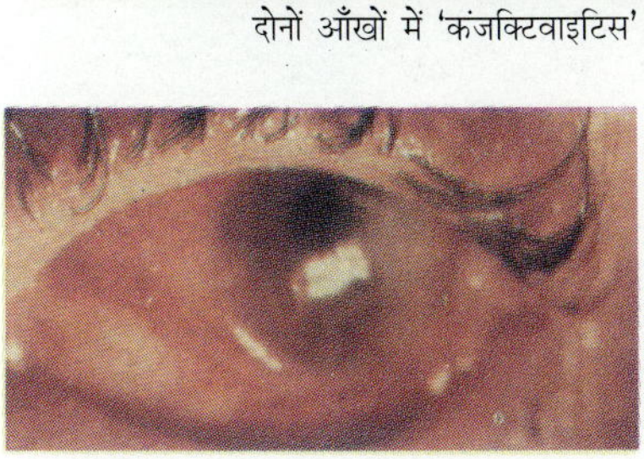

आँखों की लाली कई बार एलर्जी के कारण भी होती है

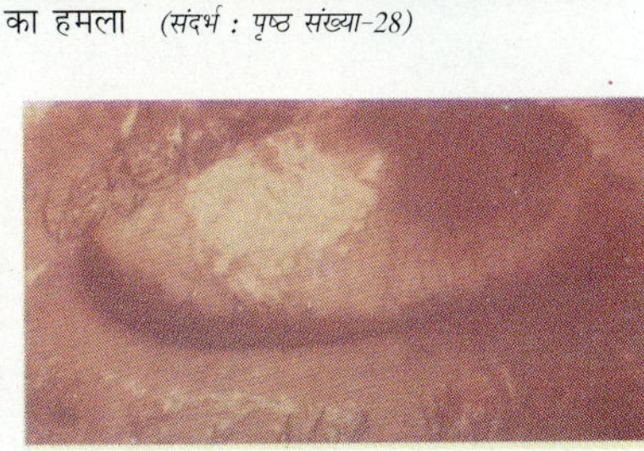

आँखों की सफेदी पर फुंसी का प्रकोप

SQUINT ORTHOPTIC ASSESSMENT

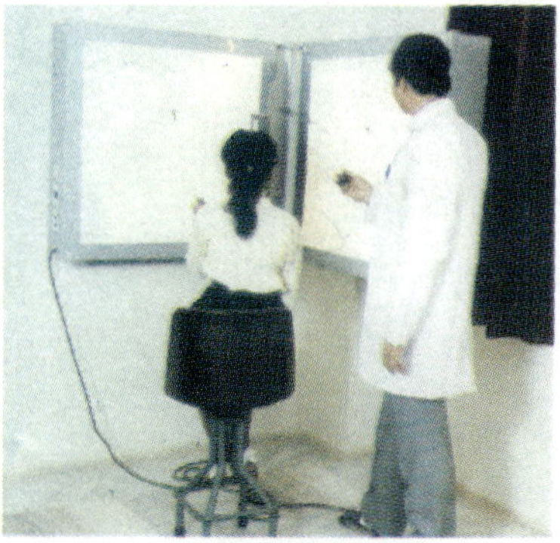

1. Diplopia Charting (Less Screen)

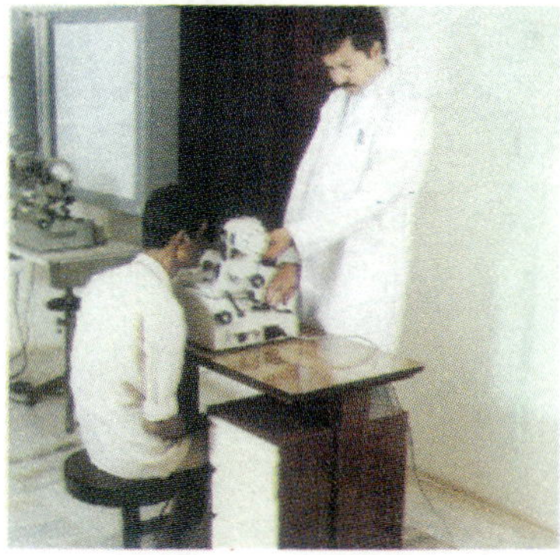

2. Orthoptics (Synoptophore)

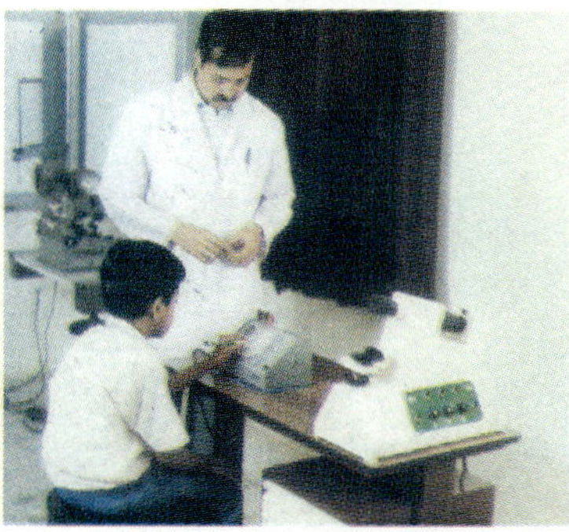

3. Pleoptics (Cam Stimulator)

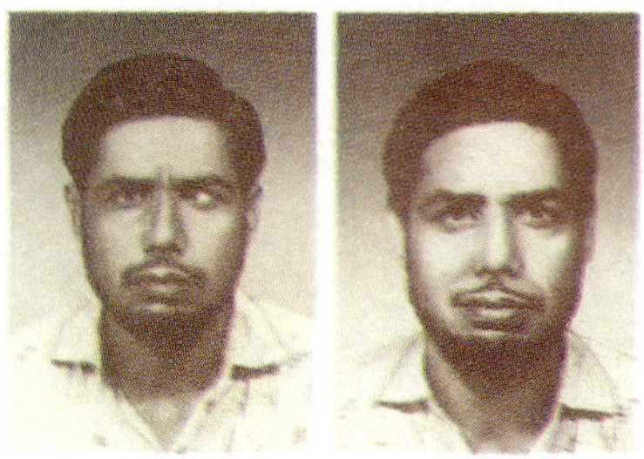

4. Before & After Surgery

ऑपरेशन के पहले टेढ़ी आँख

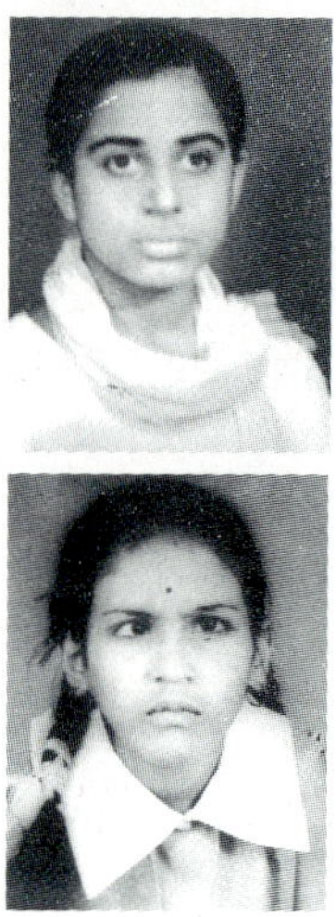

ऑपरेशन के बाद सीधी आँख

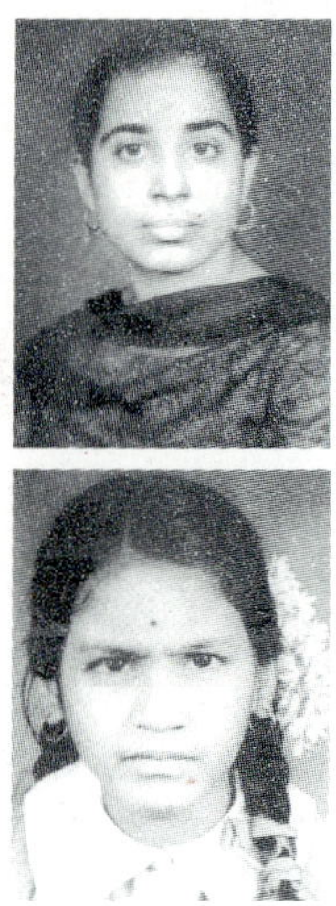

(संदर्भ : पृष्ठ संख्या-37)

वापस दिला सकते हैं। मुझे इन दावों पर कोई भरोसा नहीं है, क्योंकि वे सनसनीखेज बातों, व्यापारिक शोषण और केवल बिक्री के कौशल पर आधारित हैं। लोग इन प्राकृतिक क्लिनिकों में जाकर बहुमूल्य समय और शक्ति गँवाते हैं और भारी रकम लुटा देने के बाद निराश होकर वापस लौटते हैं। यह बात निश्चित रूप से समझी जा सकती है कि स्वस्थ शरीर और स्वस्थ आँखें बनाए रखने के लिए नियमित व्यायाम से फायदा होता है जैसे सुबह हरी घास पर चलना, प्रातःकाल सूर्य की प्राकृतिक सुंदरता को निहारना, गहरी साँस का व्यायाम, प्राणायाम और कई अन्य यौगिक अभ्यास। इनकी सिफारिश सभी करते हैं, क्योंकि इनसे उस पूरी शरीर रचना को आवश्यक शक्ति मिलती है, जिसकी आँखें भी एक महत्त्वपूर्ण अंग हैं। यह असंगत दावा या तर्कहीन दावा नहीं स्वीकार किया जा सकता है कि व्यायाम से माइनस नंबर के चश्मे को पूरी तरह से हटाया जा सकता है। नेत्र-विज्ञान में कहीं भी ऐसे दावे को मान्यता नहीं दी गई है। निकटदृष्टिता एक शरीर-रचना संबंधी अंतर है जहाँ नेत्रगोलक सामान्य आकार की तुलना में अधिक लम्बा होता है। ऐसा कोई व्यायाम नहीं है, जो लंबाई को छोटा कर सके। प्रत्येक एक एमएम अधिक लंबाई चश्मे के नम्बर को –3 से बढ़ा देती है।

भोजन और पोषक तत्वों की क्या भूमिका है?

इस बात में कोई संदेह नहीं है कि माइनस नंबर असमर्थता, बीमारी और भूखे रहने की स्थिति में बढ़ता जाता है। नियमित समय पर संतुलित भोजन का अपना महत्त्व है। और जब हम संतुलित भोजन की बात करते हैं, तब इसमें बहुत सी बातें शामिल हो जाती हैं, क्योंकि हममें से अधिकांश यह जानते हैं कि एक संतुलित भोजन केवल सैद्धांतिक बात है। जो कुछ भी हो, विशेष रूप से निकटदृष्टिता वाले बच्चों के लिए शाकाहारी और मांसाहारी भोजन आवश्यक है।

कैल्सियम और विटामिन 'डी' संभवतः वे सबसे महत्त्वपूर्ण संघटक हैं, जो मायोपिआ वाले सभी बच्चों को अतिरिक्त तत्वों के रूप में अवश्य दिए जाने चाहिए। कैल्सियम और विटामिन 'डी' के आदर्श रूप हैं दूध और दूध से बनी चीजें, हरी सब्जियाँ, मछली और अण्डे।

लेखक यह दावा नहीं करता है कि संतुलित भोजन करने से मायोपिआ बढ़ने नहीं पाएगा लेकिन उससे उसके आगे बढ़ने की गति अवश्य धीमी हो जाएगी।

मायोपिआ क्यों बढ़ता है? डॉक्टर क्या कर सकता है? माता-पिता और रोगी क्या कर सकते हैं? क्या नियमित रूप से चश्मा लगाने से मायोपिआ को नियंत्रित किया जा सकता है? क्या चश्मा न लगाने से मायोपिआ बढ़ जाएगा? क्या चश्मा पहनना एक आदत बन जाएगी और इसी कारण से उसका लगाना टाला जाना चाहिए? आदि-आदि।

मायोपिआग्रस्त बच्चों के माता-पिता द्वारा पूछे जाने वाले ऐसे बहुत महत्त्वपूर्ण प्रश्नों में से ये कुछ प्रश्न हैं और इनका उत्तर दो हिस्सों में संक्षिप्त रूप से दिया जा रहा है–

1. यह एक गलत धारणा है, जिस पर हममें से अधिकांश लोग भरोसा करते हैं कि चश्मा लगाने से उसका नम्बर नहीं बढ़ता है। कुछ लोग यह भी मानते हैं कि चश्मा नियमित रूप से लगाने से उससे छुटकारा मिल जाएगा। ये दोनों धारणाएँ पूरी तरह से भ्रान्तिपूर्ण यानी गलत हैं। वैसे नियमित रूप से चश्मा लगाने से आँख का तनाव न्यूनतम हो जाता है, आँख की मांसपेशी को विश्राम मिल जाता है। शारीरिक घटक के कारण नंबर का बढ़ना घट जाता है।

2. मायोपिआ में वृद्धि ऊतक की एक प्राकृतिक प्रक्रिया है जिससे आँखों के गोलक की लंबाई बढ़ती जाती है। जब शरीर की लंबाई बढ़ती है, तब आँख की लंबाई भी बढ़ जाती है और चश्मे का नंबर भी बढ़ जाता है।

3. इसका संबंध शरीर के लंबे होने के साथ जुड़ा है।

मायोपिआ दो किस्मों का होता है :

(क) सामान्य मायोपिआ

चश्मे का नंबर 10-12 साल की उम्र से लगना शुरू हो जाता है और बहुत क्रमशः–0.5 द्वारा बढ़ जाता है। जब बच्चों या बच्चे का वजन बढ़ने लगता है, तब नंबर –1 या –2 द्वारा या उससे भी ज्यादा तेजी से बढ़ जाता है। यही वह समय होता है, जब माता-पिता एकदम चिंतित हो उठते हैं। यह प्रक्रिया स्वाभाविक होती है और 50% में वंशानुगत होती है। यह वृद्धि 21 से 25 साल की उम्र तक जारी रहती है और तब अपने-आप ही रुक जाती है। नंबर कभी-कभी ही –6 या –7 से ऊपर जाता है। 35-40 की उम्र में वह –0.5 या –1 द्वारा कम हो जाता है और उसके बाद नहीं बदलता है। यदि उस व्यक्ति को मातियाबिंदु हो जाता है, तो मोतियाबिंदु की किस्म के आधार पर वह और भी कम हो सकता है। कभी-कभी बुढ़ापे में यह गायब हो जाता है और व्यक्ति सौभाग्य से बिना चश्मे के ही अच्छी दृष्टि दुबारा पा लेता है। 95% सामान्य मायोपिआ के मामले चश्मे से सुधर जाते हैं। 5% में कुछ समस्याएँ हो सकती हैं जिनके लिए एक नेत्र विशेषज्ञ की देखभाल की जरूरत होती है। इन समस्याओं पर अलग से चर्चा की गई है।

(ख) उच्च मायोपिआ : प्रतिशतता क्या है?

उच्च मायोपिआ शब्दों का प्रयोग उस स्थिति का संकेत करने के लिए किया जाता है, जो 1-2 वर्षों की ही छोटी उम्र में शुरू हो जाती है और किशोरावस्था तथा मासिक धर्म शुरू होने की आयु तक यह बहुत तेजी से आगे बढ़ता जाता है। यह 14 साल की उम्र तक –6, –7, –9 तक के ऊँचे स्केल पर पहुँच जाता है। 30 वर्षों की आयु तक इसकी आगामी प्रगति धीमी होती है, जब यह –10

या –12 तक की ऊँचाई पर पहुँच सकता है। –15 या –20 तक पहुँचने वाले मामले कम ही होते हैं, लेकिन होते जरूर हैं। मैंने अपने चिकित्सा समय में दोनों आँखों में –27 का नंबर दिया है।

संक्षेप में उच्च मायोपिआ में चश्मे का नंबर बढ़ते जाने की अंतर्निहित प्रवृत्ति होती है और 20 वर्ष की आयु तक वह तेजी से अपनी सर्वोच्च स्थिति में पहुँच जाता है। अभी जिन दो किस्मों का जिक्र किया गया है, वे वैज्ञानिक रूप से ज्ञात बीमारियाँ हैं। बाद वाले समूह में सतत देखभाल की जरूरत होती है और नेत्र विशेषज्ञ द्वारा इन मामलों का सतत देखा जाना जरूरी होता है।

एक नेत्रमितिज्ञ (ऑप्टिशियन) द्वारा चश्मे के लेंस बनाने और लगाने की कला और विज्ञान

कागज पर लिखे हुए नंबर को वैज्ञानिक रूप से सही चश्मा बनाने की कारीगरी का विज्ञान अत्यंत महत्त्वपूर्ण है। लैंसों को सही फ्रेम में लगाने और बनाने में यह जरूरी है। उच्च मायोपिआग्रस्त लोगों के लिए मायोपिआग्रस्त आँखों के ये चश्मे बनाने में काफी और उच्च विशिष्टतायुक्त नेत्र-विषयक भौतिकी का उपयोग किया जाता है। सही फिटिंग से आँखों को आराम और विश्राम मिलता है। सही नंबर से दृष्टि सुधरती है। चश्मा बनाने वाले का चुनाव प्रतिष्ठा, परिपक्व अनुभव और रोगी को प्रदत्त विनम्र सेवा के अलावा मानवीय तत्व और व्यापारिक कुशाग्रबुद्धि के आधार पर किया जाना चाहिए।

चश्मे के नंबर वाले लैंस के लिए रोगनिदानकारी जाँच अपवर्तन (रिफ्रैक्शन) कहलाती है। सभी नेत्र विशेषज्ञ शल्यचिकित्सक होने के अलावा अपवर्तक होते हैं। लेकिन अपवर्तन विज्ञान गैर-चिकित्सक व्यक्ति को भी एक क्लिनिकल पाठ्यक्रम के रूप में बताया जाता है और वह नेत्रमिति कहलाता है जिसमें अपवर्तन, फ्रेम पर पहनने के लिए फ्रेमों में चश्मे के काँचों को बनाना और लगाना शामिल है। यह पाठ्यक्रम विश्व के सभी हिस्सों में एक से दो सालों का होता है। वैसे जब समस्या आँख की जाँच से आगे की होती है, तब नेत्रमितिज्ञ हमेशा नेत्र शल्यचिकित्सक की मदद लेता है।

मायोपिआ को सुधारने में कॉण्टैक्स लैंस कैसे काम करते हैं?

यह समझना सरल है कि कॉर्निया के तल पर लैंस का रखना लैंस और कॉर्नियां के बीच आँसुओं की एक फिल्म ला देता है। अश्रु तरल की यह फिल्म कॉर्निया के समान ही अपवर्तक निर्देशांक रखती है। यह कॉर्नियल फिल्म किसी भी दृष्टि वैषम्य का निराकरण कर देती है या सरल शब्दों में कॉर्निया की वक्रता में किसी भी अनियमितता को दूर कर देती है। काण्टैक्ट लैंस को पूरी नेत्र जाँच के बाद नेत्र विशेषज्ञ द्वारा दिए गए औषधपत्र के आधार पर बनाया और लगाया जाता है। कृपया अधिक जानकारी के लिए कॉण्टैक्ट लैंस संबंधी अध्याय देखिए।

कॉण्टैक्ट लैंस का उपयोग

कॉण्टैक्ट लैंसों के आविष्कार और पिछले दशक में उनके निर्माताओं द्वारा की गई तीव्र प्रगति के साथ वे निश्चित रूप सं मायोपिआ के उपचार और नियंत्रण का एक उपयोगी साधन बन गए हैं। कॉण्टैक्ट लैंस पहनने से मायोपिआ उसी तरह से सुधर जाता है, जैसा कि चश्मा पहनने से। यह प्राकृतिक दृष्टि क्षेत्र प्रदान करने में एक कदम और आगे निकल जाता है और इससे भी महत्त्वपूर्ण बात यह है कि ये तेजी से बढ़ रहे मायोपिआ को भी रोक देते हैं। अन्तिम घटक संभवतः कॉण्टैक्ट लैंसों के पक्ष में सबसे अनुकूल और एकमात्र लाभप्रद बात है।

दो बुनियादी किस्म के लैंस होते हैं।—कठोर (हार्ड) लैंस और कोमल (सॉफ्ट) लैंस। तुलनात्मक अध्ययन नीचे लिखे अनुसार है—

कठोर (हार्ड) कॉण्टैक्ट लैंस	कोमल (सॉफ्ट) कॉण्टैक्ट लैंस
एक हार्ड लैंस अत्यधिक जड़ और परिष्कृत प्लास्टिक सामग्री से बनाया जाता है, जो कॉर्निया पर बैठ जाता है। इसमें कोई पानी या ऑक्सीजन तत्त्व नहीं होता है और कॉर्निया को पोषक तत्त्वों की पूर्ति टियर फिल्म और लैंस के आसपास की वातावरणीय वायु द्वारा की जाती है। वे लम्बे समय तक नहीं पहने जा सकते हैं और निश्चित रूप से सोने के समय नहीं। वे कॉर्निया पर बहुत हल्के रूप में तल तनाव द्वारा बने रहते हैं। वे पलक के खुलने-बंद होने के साथ-साथ तल पर चलते हैं। मुक्त अश्रु प्रवाह के लिए कॉर्निया और आसपास के श्वेत स्क्लीरा के बीच एक स्पष्ट जगह होनी चाहिए। यदि उन्हें ठीक तरह से न लगाया जाए, तो गिर जाते हैं। संभवतः यह उनका नुकसान है। वे उच्च दृष्टि वैषम्य को भी ठीक कर देते हैं और अधिक खर्चीले नहीं होते हैं। बाद की दोनों बातें उनके पक्ष में जाती हैं। वे टूटते फूटते नहीं हैं।	कोमल (सॉफ्ट) लैंस का उच्च जल और ऑक्सीजन से सम्पर्क होता है। वे बहुत हल्के, कम वजनी, पतले और गुब्बारे के समान फट जाने वाले होते हैं। वे कॉर्निया पर अधिक आरामपूर्वक और कसकर बैठ जाते हैं क्योंकि वे कॉर्निया से आगे आसपास के स्क्लीरा तक जा सकते हैं और अधिक लम्बे समय तक पहने जा सकते हैं। वे गिरते या पलकों के साथ-साथ चलते नहीं हैं, उनका जल और ऑक्सीजन तत्त्व इस परिणाम तक फायदे वाला होता है कि यदि वह बहुत ऊँचा है, तो इन्हें सोते समय पहना जा सकता है। वे उच्च दृष्टि वैषम्य को नहीं सुधारते हैं, क्योंकि वे टियर फिल्म में मुक्त प्रवेश नहीं होने देते हैं। यदि उन्हें सावधानीपूर्वक न सँभाला जाए, तो वे टूट-फूट जाते हैं। वे कोमल होते हैं और विसंक्रमण के लिए विशेषज्ञ द्वारा उनकी सँभाल करनी पड़ती है। वे अधिक खर्चीले भी होते हैं।

किन परिस्थितियों में एक कॉण्टैक्ट लैंस मायोपिआ के उपचार का एकमात्र तरीका रह जाता है?

(क) जब दोनों आँखों के बीच चश्मे के नंबर में असमानता होती है। जैसे दोनों के बीच नंबर का अंतर यदि –3 से ज्यादा होता है, तब चश्मा काम नहीं कर सकता है। यदि चश्मा पहना जाता है, तो व्यक्ति को दो-दो आकृतियाँ (द्विदृष्टिता) नजर आती हैं। द्विदृष्टिता की इस समस्या से निपटने के लिए कॉण्टैक्ट लैंस ही एकमात्र उपाय होते हैं।

(ख) एक आँख से मोतियाबिंदु निकालना और दूसरी आँख काफी सामान्य है (एक ओर के मातियाबिंदु को निकालना।)

(ग) अत्यंत उच्च मायोपिआ : अनियमित किस्म का दृष्टि वैषम्य (शंकुरूप कॉर्निया)।

मायोपिआ से जुड़ी हुई मुख्य जटिलताएँ क्या हैं? उनका उपचार क्या है? मायोपिआग्रस्त व्यक्ति निकट के कार्य के लिए चश्मे के बिना चीजों को कैसे देखते हैं?

आँखों की तीन जटिलाताएँ ऐसी हैं, जो प्रत्यक्ष रूप से मायोपिआ के परिणामस्वरूप होती हैं। सामान्यतः वे केवल उच्च मायोपिआग्रस्त लोगों में देखी जाती हैं।

(क) मोतियाबिंदु–15%

(ख) सुस्त आँख या भैंगापन–जन्म के माओपिआ के साथ (मंददृष्टिता)–10%

(ग) रेटिना का डिटैचमेंट (दृष्टिपटल वियोजन)–10%

(घ) विट्रियस रक्तस्राव (हैमरेज) और उत्प्लावक (फ्लोटर्स)।

इन जटिलताओं के मामले 10-15% से अधिक नहीं होते हैं और इसीलिए आम आदमी का भय और चिंता आँकड़ों के आधार पर गलत साबित हो जाते हैं। लेखक यह बताना अपना कर्तव्य समझता है कि 90% मायोपिआग्रस्त व्यक्ति अन्य सामान्य व्यक्तियों के समान ही अपना रोजमर्रा का सामान्य स्वस्थ जीवन बिताते हैं।

रेटिना का वियोजन और विट्रियस रक्तस्राव होने वाले इन रोगों को एक रेटिना क्लिनिक में अत्यंत सावधानीपूर्ण और सुनियोजित ढंग से शल्यचिकित्सा द्वारा ठीक किया जा सकता है। यह बात अत्यधिक महत्त्वपूर्ण है कि मोतियाबिंदु और रेटिना वियोजन के लिए उच्च मायोपिआ में शल्यचिकित्सा रेटिना पर उचित ध्यान देते हुए एक विशेष प्रक्रिया के रूप में की जानी चाहिए। इस क्षेत्र में शीत शल्यचिकित्सा (क्रॉयॉसर्जरी), जेनॉन, फोटोकोगुलेशन और लेजर के साथ आधुनिक उपचार हमारे पास है, जो रेटिना के वियोजन और मोतियाबिंदु के साथ, उच्च मायोपिआग्रस्त लोगों के जीवन को अधिक सुखद बना सकता है।

भैंगापन और सुस्त आँख

मायोपिआ से जुड़े हुए भैंगेपन के साथ जन्मजात सुस्त आँखों की जाँच और उपचार एक विशेष 'ऑर्थोप्टिक क्लिनिक' में ही किया जाना चाहिए। यहाँ सुस्त आँख का इलाज सावधानीपूर्वक जाँच के बाद किया जाता है और व्यायाम तथा उद्दीपन के द्वारा दृष्टि को वापस लाने की कोशिश की जाती है। भैंगेपन और सुस्त आँख की देखभाल के लिए यह एक अत्यधिक विकसित विज्ञान है।

11

चश्मे पहनना : कैसे और क्यों?

हममें से अधिकतर लोग चश्मा पहनते हैं और सच बात तो यह है कि आँखों के किसी भी क्लिनिक में 75 प्रतिशत लोग केवल चश्मे का नंबर लेने के लिए आते हैं। चश्मा पहनना एक अत्यंत ही महत्त्वपूर्ण नेत्र समस्या है, जिसके लिए सावधानीपूर्वक मार्ग दर्शन और सही उपयोग की जरूरत होती है। इसके लिए केवल चश्मे का नम्बर लिख देना आँख की सूक्ष्म जाँच किए बगैर कोई हल नहीं है। चश्मा किसी भी चश्मे की दुकान में मिल जाएगा, पहन लेंगे!!!

यह देखकर अचरज होता है कि चश्मा लगाने के बारे में अज्ञानता और आशंकाओं के आधार पर बहुत ही अधिक गलत धारणाएँ और अंधविश्वास लोगों के बीच फैले हुए हैं। कुछ ऐसी ही बातें मैं यहाँ लिख रहा हूँ :

(क) चश्मा लगाने वाले कई लोग यह समझते हैं कि चश्मा लगाना आँख की किसी खतरनाक बीमारी का प्रतीक है, विशेष रूप से अधिक नंबरों का चश्मा पहनने वालों के मामले में यह गलत धारणा है।

(ख) कुछ लोग यह सोचते हैं कि थोड़े समय के लिए चश्मा पहनने से चश्मा उतर जाता है और चश्मे को पहनने से बचा जा सकता है। यह भी बहुत बड़ी भूल है। चश्मे के नंबर को उतारने का निर्णय नेत्र विशेषज्ञ पर ही होता है।

(ग) कुछ लोग नजर सुधारने के लिए एक विकल्प के रूप में खाने की कोई दवा या आँख में डालने वाली कोई दवा न देकर चश्मा पहनने की सलाह देने पर डॉक्टर को दोषी ठहराते हैं। यह भ्रांति है।

(घ) कुछ लोग केवल इस सीधे-सादे कारण से चश्मा नहीं पहनते हैं कि एक बार चश्मा लगा लेने के बाद उन्हें पूरी जिन्दगी चश्मा पहनना पड़ेगा। यह बहुत ही गलत धारणा है।

(ङ) कई माता-पिता यह कहकर अपने बच्चों को चश्मा नहीं लगाने देते हैं कि इससे उनके विवाह में या समाज में प्रगति में रुकावट आ जाएगी।

1. Single (Constant Use)

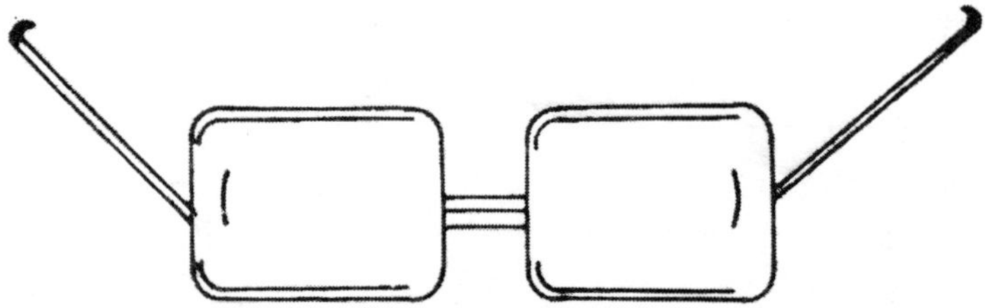

2. Bigocal (Executive)

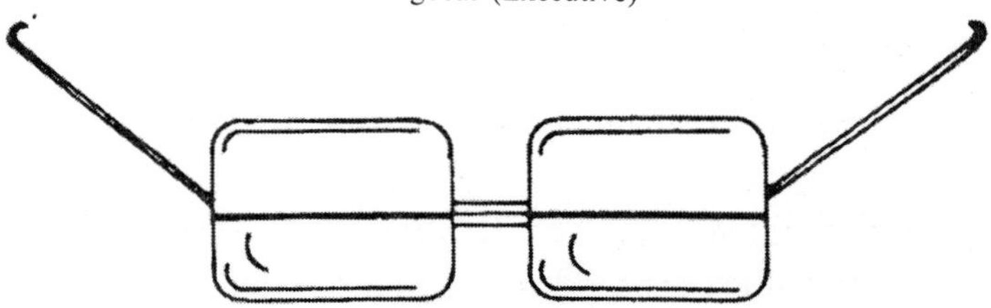

3. Bigocal (Kryptok)

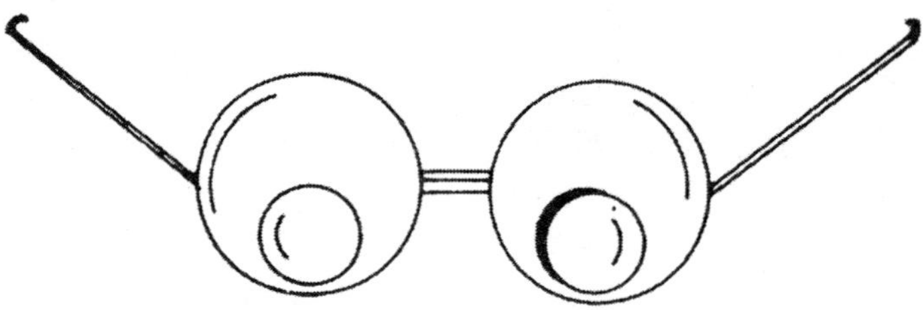

(च) कुछ लोग इसे सुंदरता के खिलाफ मानकर चश्मा नहीं लगाते हैं।

(छ) जब माँ से यह कहा जाता है कि उसकी बेटी को चश्मा लगाना पड़ेगा, तो उसकी नींद उड़ जाती है।

संक्षेप में चश्मे से डर और अंधविश्वास हर एक व्यक्ति में दूसरे से अलग-अलग होता है और मैं सोचता हूँ कि चश्मा लगाने की बात कह देना और व्यक्ति को चश्मा लगाने के लिए मजबूर कर देना तथा भूल जाना इस समस्या का समाधान नहीं है।

इसीलिए, सभी व्यक्तियों को इस बात की सही जानकारी दी जानी चाहिए और उनसे बातचीत की जानी चाहिए कि चश्मे क्यों पहनाए जाते हैं? और यदि

उन्हें न लगाया गया, तो क्या नुकसान हो सकता है। अधिकांश मामलों में सभी चश्मे तीन सिद्धांतों के आधार पर दिए जाते हैं :

(1) दृष्टि या नजर बढ़ाने के लिए (2) भैंगी आँख को सुधारने के लिए और (3) आँखों का तनाव, बेचैनी और सिर के दर्द को दूर करने के लिए। कभी-कभी केवल आँख में दर्द, तनाव और बेचैनी दूर करने के लिए ही चश्मा जरूरी हो जाता है। जब एक बार जाँच करने से पता चल जाता है कि किसी व्यक्ति को नजर ठीक करने के लिए व तनाव कम करने के लिए या भैंगेपन के लिए चश्मे की जरूरत है, तो चश्मे के स्थान पर औषधियों से इलाज करना संभव या कोई और साधन नहीं रह जाता है।

बचपन और युवावस्था में चश्मे

शारीरिक सौन्दर्य आदि के आधार पर चश्मा न लगाने से खास तौर पर अधिक नंबर के मामले में बहुत बड़ी कीमत चुकानी पड़ती है। यदि चश्मा लगाने में देरी की जाती है, तो आँखों में तनाव और कम दिखना जारी रहता है, नजर धुँधली होती जाती है तथा कई मामलों में बाद में चश्मा लगाने पर भी नजर पूरी तरह

4. Muetitocal

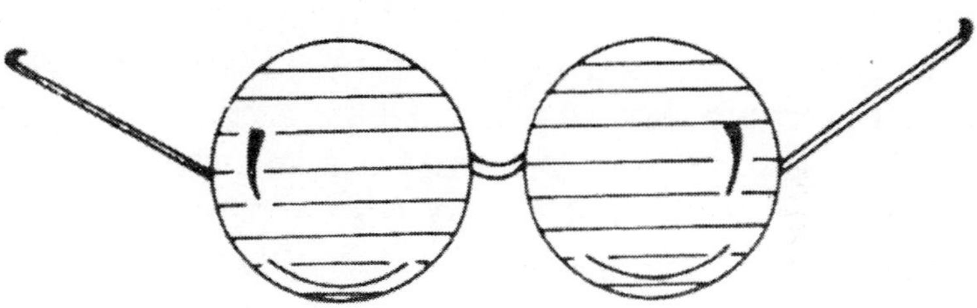

5. Lenticular (central power)

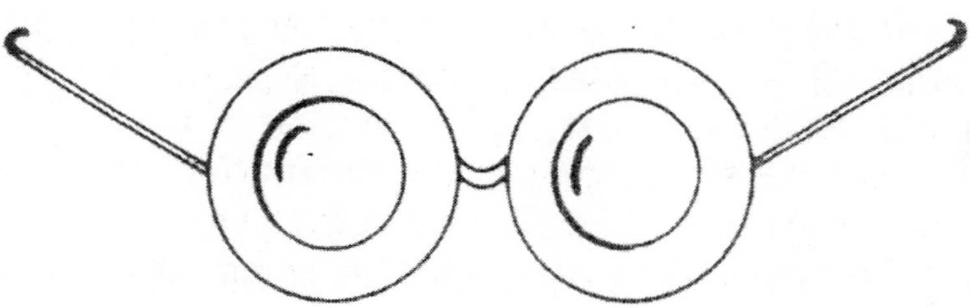

6. Tritocal & Muetitocal

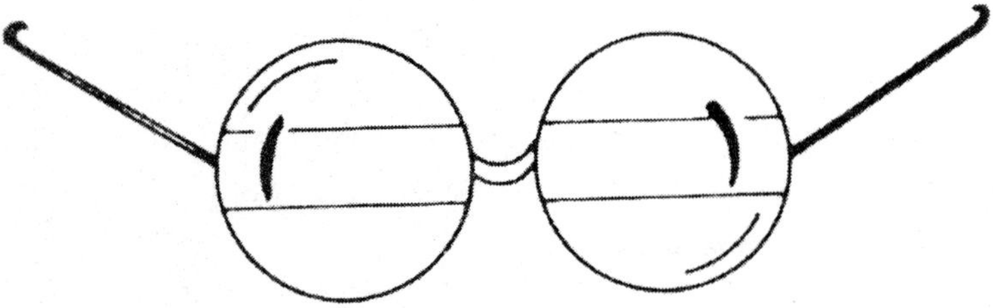

7. Pentoscope 1/2 glass for close work

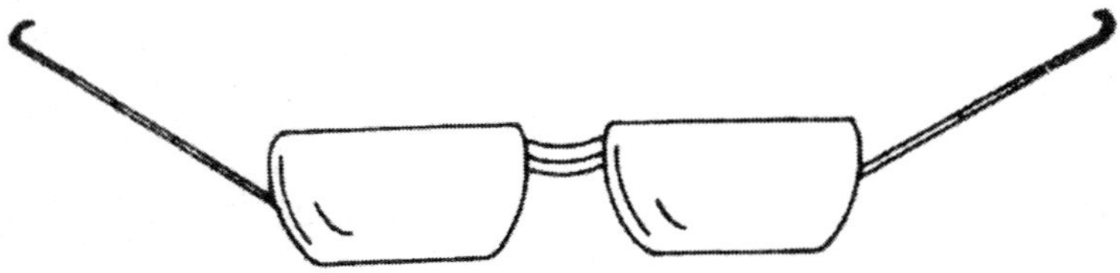

से नहीं सुधर पाती है। ऐसे कई मामलों में जहाँ चश्मे का नंबर बहुत ज्यादा होता है और चश्मा नहीं लगाया जाता है अथवा देरी से लगाया जाता है, वहाँ आँख में भैंगापन हो सकता है और आँख इस तरह से कमजोर हो जाती है कि उसमें न सुधर सकने वाली जटिलाएँ पैदा हो जाती हैं। इस तरह की उपेक्षा के बाद भैंगेपन के इलाज के लिए बहुत महँगी कीमत चुकानी पड़ती है। इसलिए जब विशेषज्ञ द्वारा चश्मा लिखा जाए, तो चश्मे को **अपने लिए एक टॉनिक समझना चाहिए बीमारी नहीं!** नेत्र विशेषज्ञ के मार्गदर्शन में ही चश्मे का सही उपयोग करना चाहिए।

आपके लिए चश्मे का नंबर देने वाला सही व्यक्ति कौन है?

निश्चित रूप से वह व्यक्ति चश्मे की दुकान वाला नहीं हो सकता है। उसका काम केवल चश्मा बनाकर देना है। यदि आँखों की जाँच किसी चश्मे के दुकानदार द्वारा की जाती है और चश्मे का नंबर उससे लिया जाता है, तो यह बात वैसी ही होगी, जैसी कि एक ऐसे कम्पाउण्डर के मामले में, जो रोगी की जाँच का ज्ञान नहीं होते हुए भी दवा लिख देता है—भले ही वह 'गलत' हो या 'सही'।

जब चश्मे के नंबर की जाँच नेत्र विशेषज्ञ द्वारा की जाती है, तब आँख की भी पूरी जाँच की जाती है और किसी भी बीमारी को रोका व परखा जाता है। चश्मे वाला केवल चश्मे का नंबर दे देता है, लेकिन उसे यह पता नहीं होता है कि

आँख में कोई ऐसी बीमारी है, जिसका तुरन्त इलाज किया जाना चाहिए। अंत में बीमारी का पता चलने पर भारी कीमत चुकानी पड़ती है।

नेत्र चिकित्सक और चश्मा बनाने वालों के बीच का संबंध एक बहुत ही अटूट और उल्लेखनीय है। नेत्र चिकित्सक को आँखों की सूक्ष्म और सही जाँच के बाद चश्मे की जाँच और उसे बनाने का भार ऑप्टीशियन पर सौंप देना सही होगा। यदि रोगी किसी भी समय चश्मा बनाने वाले के पास पहुँचता है और उसे यदि किसी भी समय आँख में रोग का तनिक भी संदेह हो, तो उसे नेत्र विशेषज्ञ के पास भेज देना सही होगा। इस संबंध को ही व्यावहारिक संबंध कहा जाएगा। यह जनसाधारण के लिए अटूट है।

चश्मे का नंबर निकालने की प्रक्रिया को अपवर्तन यानी रिफ्रैक्शन कहते हैं और कई वर्षों के कार्य और अभ्यास के बाद ही इसमें निपुणता प्राप्त होती है। चश्मे का नंबर बताने के लिए नेत्र और दृष्टि विज्ञान की पूरी जानकारी अनिवार्य होती है।

वृद्धावस्था के चश्मे (बाइफोकल चश्मे)

हम वृद्ध व्यक्तियों को द्विफोकसी यानी बाइफोकल और बहुफोकसी यानी 'मल्टीफोकल' चश्मे लगाए हुए देखते हैं, जो कि युवा व्यक्ति नहीं पहनते हैं। इसका कारण यह है कि बुढ़ापे में दूर की चीजें एक अलग नंबर से नजर आती हैं और पढ़ने का काम एक अलग नंबर से किया जाता है। 40 और 45 वर्षों के बीच की उम्र के प्रत्येक व्यक्ति को सबसे पहले नजदीकी काम के लिए चश्मे की आवश्यकता महसूस होती है।

द्विफोकसी यानी बाइफोकल चश्मे विशेष तकनीक तथा विशुद्धता के साथ बनाए जाते हैं और कुछ लोग उनका उपयोग सरलता से नहीं कर पाते है। वे दो अलग-अलग नंबरों वाले चश्मे के काँच के जोड़ से देखते हैं। इन्हें सुविधापूर्वक लगाने के लिए कुछ अभ्यास और प्रशिक्षण की जरूरत होती है। कभी-कभी ऐसा भी हो सकता है कि लगातार लगाए जाने के बाद भी, विशेष रूप से तनाव लिए व बिगड़े हुए स्वास्थ्य वाले वृद्ध व्यक्तियों के मामले में, बाइफोकल चश्मा लगाने से लगातार बेचैनी बनी रहती है। चीजें ऊँची-नीची तथा बिगड़ी हुई नजर आती हैं। ऐसे लोगों को बाइफोकल चश्मा नहीं लगाना चाहिए, बल्कि दो अलग-अलग दूर और पास के चश्मे लगाने चाहिए। (देखिए मोतियाबिंदु के बारे में मोटे चश्मे के लिए एक अलग अध्याय)।

12

कॉण्टैक्ट लैंस

हाल ही में आपने आँख के ऊपर रखे जाने वाले छोटे-छोटे लैंस जरूर देखे होंगे या उनके बारे में जरूर सुना होगा। ये गोल प्लास्टिक के समान दिखने वाले काँच होते हैं, जिन्हें आँख के काले हिस्से की परत पर लगा दिया जाता है। इन्हें चश्मे के बदले में लगाया जाता है।

आइए, इन लैंसों से होने वाले फायदे और मुश्किलों के बारे में चर्चा कर ली जाए, क्योंकि मैं जानता हूँ कि आज ये युवा पीढ़ी के बीच बहुत लोकप्रिय होते जा रहे हैं।

जहाँ तक पिछले रिकार्ड से मालूम होता है, आज से करीब 100 साल पहले लेनॉर्ड द विन्सी ऐसे पहले व्यक्ति थे, जिनके दिमाग में यह विचार आया था, लेकिन आम तौर पर सुप्रसिद्ध खगोलवेत्ता, सर जॉन एफ. डब्ल्यू. हर्चल को ऐसे पहले व्यक्ति का श्रेय प्रदान किया जाता है, जिन्होंने ऐसे लैंसों को लगाने की सिफारिश की थी, जिन्हें आज 'कॉण्टैक्ट लैंस' कहा जाता है। आज सौंदर्य विषयक कारणों के अलावा, माइक्रो-कॉर्नियल लैंस बड़े पैमाने में काम में लाए जाते हैं। कॉण्टैक्ट लैंस आँखों की कुछ स्थितियों में निश्चित ही महत्त्वपूर्ण भूमिका निभाते हैं।

कॉण्टैक्ट लैंसों से या काँच वाले चश्मे से निकट दृष्टिता (मायोपिआ) में सुधार लाया जा सकता है। यहाँ खास तौर पर ऊँची खामियों में कॉन्टैक्ट लैंसों का उपयोग अवश्य फायदा पहुँचाता है। निकट दृष्टिता या मायोपिआ के बारे में विशेष जानकारी अलग से दी गई है। आँखों को कॉण्टैक्ट लैंस कई तरह से फायदा पहुँचाते हैं, (पढ़िए मायोपिआ संबंधी अध्याय) जैसे :

(क) चूँकि कॉण्टैक्ट लैंस सीधे ही कॉर्निया के सम्पर्क में आते हैं, इसलिए प्रमुख बिंदुओं पर न्यूनतम प्रतिकूल प्रभाव पड़ता है और, इसीलिए, चश्मे के सुधार की तुलना में दृष्टिपटल प्रतिबिंबों का मिनिफिकेशन विस्तार काफी कम होता है।

Contact Lens Wear

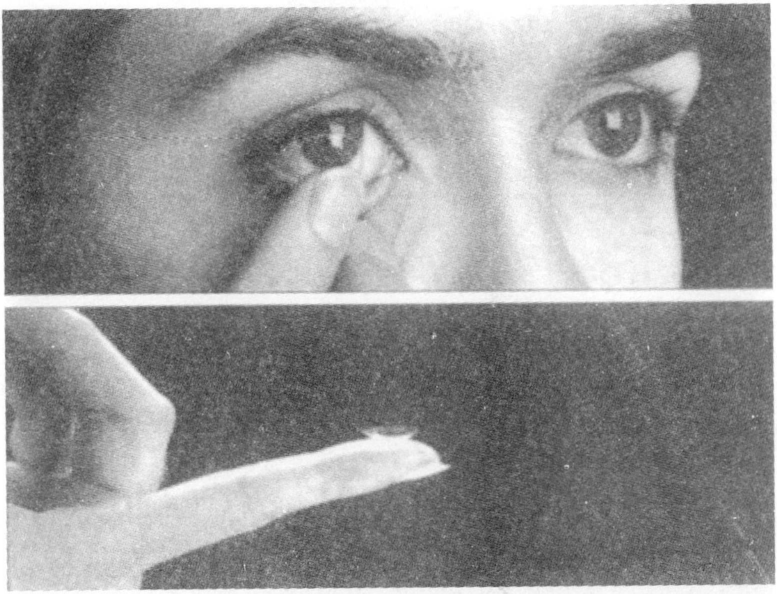

उच्च मायोपिआ में चश्मे का सुधार दृष्टिपटल प्रतिबिंब के आकार को काफी सीमा तक छोटा कर देता है, जिससे दृश्यात्मक शुद्धता प्रतिकूल रूप से प्रभावित होती है। लेकिन, कॉण्टैक्ट लैंसों से दृष्टिपटल प्रतिबिंब के आकार के मिनिफिकेशन का विस्तार सुधारक चश्मों की तुलना में अधिक तेज प्रतिबिंबों के साथ नगण्य होता है।

(ख) कॉण्टैक्ट लैंस विशेष रूप से अधिक नंबरों के मामले में दृष्टि का पूर्ण क्षेत्र प्रदान करते हैं और उन्हें लगाने वाले को प्रिज्यमीय यानी प्रिजमैटिक प्रभाव, विरूपण और त्रिर्यक यानी ऑब्लिक विपथन की परेशानी भी नहीं उठानी पड़ती है, जिनका सामना उसे पारंपरिक चश्मा लगाने पर करना पड़ता है।

(ग) यह देखा गया है कि जिन रोगियों में चश्मे से सुधार किया जाता है, वे कॉर्नियल तल की अनियमितताओं के अपर्याप्त रूप से उदासीन होने से दृष्टि की शुद्धता पूरी तरह से नहीं प्राप्त कर पाते हैं।

असमदृष्टिता यानी एनआइसोमैट्रोपिआ और असमप्रतिबिंबता यानी एन आइसीकोनिआ

कुछ ऐसी स्थितियाँ होती हैं, जिनमें दोनों आँखों के चश्मे के नंबर बहुत अलग-अलग होते हैं। उदाहरण के लिए एक आँख का नंबर – या +1 हो सकता

है और दूसरी आँख का नंबर – या +5 हो सकता है। कम अंतर के मामले में चश्मे से कोई परेशानी नहीं उठानी पड़ती है, लेकिन तीन या अधिक नंबर का अंतर होने से चश्मे से बहुत ही असमान दृष्टिपटल प्रतिबिंब और छोटे अथवा अलग-अलग पदार्थ नजर आते हैं तथा ऐसे चश्मे को लगाना मुश्किल हो जाता है। इससे सिर भी दुखता है। यदि इन अन्तरों के साथ-साथ दृष्टि में विषमताएँ भी होती हैं, तो इससे दृष्टिपटल प्रतिबिंब और भी खंडित नजर आते हैं। इन स्थितियों में कॉण्टैक्ट लैंस उचित उपचार का साधन बन जाते हैं।

स्वच्छपटल शंकुक यानी केरेटोकोनस

केरेटोकोनस या कॉनिकल कॉर्निया मध्य कॉर्निया का बहुत ज्यादा न होने वाला द्विपक्षीय अपविकासीय पतलापन है। यह एक विकासीय खराबी हो सकती है, जिसमें एक आँख वयःसंधि के आसपास और दूसरी समय बीतने पर या चालीस साल की उम्र के आसपास परिवर्तन दिखाने लगती है। हो सकता है कि आरंभिक अवस्था में कोई स्पष्ट संकेत नजर नहीं आएँ, सिवाय इसके कि अपवर्तन यानी रिफ्रैक्शन में बार-बार परिवर्तन जरूरी होते हैं। हो सकता है कि पूर्ण सुधार से भी सामान्य दृष्टि न मिलने पाए। यदि ऐसा होता है, तो स्लिट लैम्प या केरेटोमीटर परीक्षा से स्थिति का पता चल जाएगा।

कॉण्टैक्ट लैंस अनियमित कॉर्नियल तल को बदलने में मदद पहुँचाते हैं। इसीलिए, इन्हें लगाने की कई कठिनाइयों के बावजूद कॉण्टैक्ट लैंसों से उपचार पसंद किया जाता है और अन्ततः रोगी को संतोष मिलता है।

मोतियाबिंदु-निकालने के बाद कॉण्टैक्ट लैंसों का उपयोग

मोतियाबिंदु के ऑपरेशन यानी लैंसहीनता के बाद चश्मे मोटे और भारी वजन के होते हैं। इनसे चीजें बहुत बड़ी-बड़ी दिखती हैं, जिससे रोगी को सही स्थिति का पता नहीं चल पाता है। कॉण्टैक्ट लैंसों से ये कठिनाइयाँ दूर हो जाती हैं, क्योंकि आवर्धन कम हो जाता है और चीजें अपने सामान्य आकार में दिखने लगती हैं। रोगी को भी आराम मिल जाता है। वह हमेशा कॉण्टैक्ट लैंस के केंद्र से देखता है, क्योंकि लैंस आँख की पुतली के घूमने के साथ-साथ घूमता रहता है।

यदि मोतियाबिंदु एक आँख से ही निकाला जाता है, और दूसरी आँख सामान्य है, तो चश्मे का उपयोग बिल्कुल निरर्थक साबित होता है। हर वस्तु दो-दो दिखती हैं इसका कारण यह है कि जिस आँख में ऑपरेशन किया गया है, वह आँख वस्तु को बड़ा देखती है और दूसरी आँख छोटा। दोनों आँखें एक साथ काम में नहीं आने से सब चेहरे और पदार्थ डबल और दो-दो नजर आते हैं। चलना दुश्वार हो जाता है और चक्कर आने तथा सिर दर्द करने की शिकायत बनी रहती है। इस

स्थिति में कॉण्टैक्ट लैंस से सहायता मिलती है। यही कारण है कि आधुनिक शल्यचिकित्सा से एक आँख वाले मोतियाबिंदु की आँख के भीतर (Intraocular lens) लैंस लगाने से बहुत लाभदायक सिद्ध हुई है। कृपया इसीलिए मोतियाबिंदु की शल्यचिकित्सा से संबंधित अध्याय अवश्य पढ़ें।

रंजकहीनता यानी अलबिनिज्म

यह एक ऐसी स्थिति होती है, जिसमें आँख और कुल मिलाकर पूरे शरीर में वर्णकता का सहज अभाव होता है। रोगी की त्वचा विवर्ण अर्थात् सफेद होती है और वह प्रकाश से अत्यधिक सुग्राही होती है। इसी तरह से परितारिका-आइरिस और रंजितपटल-कोरॉइड की विवर्णकता के कारण जरूरत से अधिक प्रकाश आँख में चला जाता है और चूँकि दृष्टिपटल-रेटिना भी विवर्णित होता है, इसलिए रोगी अत्यधिक फोटोफोबिया और चौंध महसूस करता है तथा सामान्य से कम दृष्टि के कारण उसमें कम्प-निस्टेग्मस होने लगता है। ये रोगी भी सामान्यतः अधिक निकट दृष्टिता वाले होते हैं। कॉण्टैक्स लैंसों का उपयोग इन रोगियों को भी आराम देता है।

कॉण्टैक्ट लैंसों से लाभ

कॉण्टैक्ट लैंसों से सबसे बड़ा फायदा यह है कि व्यक्ति को चश्मा नहीं लगाना पड़ता है। ये आज की आधुनिक सुंदर युवतियों के लिए सुंदरता का एक नया क्षितिज प्रदान करते हैं, जिससे वे सामाजिक पार्टियों में और विवाह मंडप में बिना किसी झिझक के जा सकती हैं। ये रंगीन हरे ब्राऊनी, नीले रंग के भी बनते हैं।

जिन कलाकारों को चश्मा पहनना जरूरी हो जाता है, उनके लिए अभिनय के समय कॉण्टैक्ट लैंस पहनना एक आदर्श सौंदर्य प्रसाधन बन जाता है। संभवतः इन लोगों के लिए कॉण्टैक्ट लैंस वरदान बनकर आ गए हैं। रंगीन कॉण्टैक्ट लैंसों से ये कलाकार सिनेमा के परदे पर ज्यादा मनमोहक नजर आते हैं। डरावनी फिल्मों में सामान्य दिखने वाले कलाकारों के चेड़रों पर उपयुक्त प्रकार के कॉण्टैक्ट लैंसों से जरूरी प्रभाव पैदा किया जा सकता है।

कॉण्टैक्ट लैंसों से दृष्टि में सुधार होता है और उन्हें पहनने वालों को पूर्ण दृष्टि मिल जाती है, जो अधिक नंबरों वाले चश्मे से नहीं मिल पाती है, क्योंकि मोटे काँच से दृष्टि में विकृति पैदा हो जाती है। हर बार चश्मे का नंबर बदलने के साथ ही नए काँच बदलने की जरूरत के साथ मोटे काँच की चमक और भारीपन की परेशानी कॉण्टैक्ट लैंसों से नहीं उठानी पड़ती है।

कॉण्टैक्ट लैंसों में नंबर कम बदलता है जिन्हें केवल पालिश करके साफ

करना पड़ता है और जरूरत पड़ने पर लगाना पड़ता है। कॉण्टैक्ट लैंस नंबर के छोटे-मोटे बदलाव को ठीक कर लेता है। वैसे, नंबरों के बहुत अधिक बदलाव पर कॉण्टैक्ट लैंसों को बदलना पड़ता है।

कॉण्टैक्ट लैंसों से परेशानियाँ

कॉण्टैक्ट लैंस कुछ परेशानियाँ भी पैदा करते हैं। अधिक कीमत के कारण वे आम आदमी की हैसियत से महँगे होते हैं। पहनने वाले को इनकी आदत डालनी पड़ती है और शुरू-शुरू में इनसे कुछ दर्द तथा पानी आने की तकलीफ भी उठानी पड़ती है। कुछ लोग काफी जल्दी इनके आदी हो जाते हैं, जबकि कुछ को बहुत समय लग जाता है। कई लोग बार-बार कोशिश करने पर भी इनके आदी नहीं बन पाते हैं और इन्हें लगाना छोड़ देते हैं। जो व्यक्ति बार-बार और लम्बे समय तक किए जाने वाले प्रयास के बावजूद इन्हें लगाने के आदी नहीं बन पाते हैं उनके लिए यही उचित होता है कि वे कॉण्टैक्स लैंस का उपयोग बन्द कर दें।

कॉण्टैक्ट लैंस लगाने वाले के लिए इनका उपयोग करने में बहुत सावधानी जरूरी होती है। इन्हें रात को निकालना जरूरी होता है और सुबह लगाना पड़ता है। विशेष रूप से यदि वे कोमल या अति कोमल न होकर कड़े होते हैं, तो उनके गिरकर खो जाने की शंका बढ़ जाती है। कॉण्टैक्ट लैंसों को विशेष कॉण्टैक्ट लैंस क्लिनिक में ही और किसी भी नेत्र विशेषज्ञ के कठोर विशिष्ट मार्गदर्शन में ही लगाया जाना चाहिए।

कुल मिलाकर कॉण्टैक्ट लैंस विशेष रूप से अधिक नंबर वाले चश्मों के लिए एक आदर्श विकल्प है और इनका उपयोग पूरे विश्व में बढ़ता ही जा रहा है। वैसे इन्हें लगाने में पूरी सावधानी जरूरी होती है।

Modern extended wear lenses & Disposable contact lenses are now in vogue

यह धारणा पूरी तरह से गलत है कि कॉण्टैक्ट लैंसों से कैंसर या आँखों का कोई रोग हो जाता है। कॉण्टैक्ट लैंस लोकप्रिय हो गए हैं और दिन में जगने वाले 12 से 14 घटों तक लगाए जाने लगे हैं और कई लोग तो भूल से उन्हें सोते समय भी लगाए रहते हैं। रोज पहने जाने वाले लैंसों को भले ही वे कड़े (हार्ड) कोमल (सॉफ्ट) या कम कोमल (सेमी-सॉफ्ट) हों, एक साथ आठ घंटे से ज्यादा समय तक नहीं लगाया जाना चाहिए। यह बात गर्मी, धूल और धुएँ वाले हमारे देश के पर्यावरण के लिए अधिक महत्त्वपूर्ण है।

यदि कोई व्यक्ति इन्हें इससे ज्यादा समय के लिए लगाए रखना चाहता है, तो कम-से-कम एक घंटे के लिए इन्हें जरूर निकाल दिया जाना चाहिए। उदाहरण

के लिए, उन्हें सुबह नहाने के बाद लगा लिया जाना चाहिए, कार्यालय के समय के बाद निकाल दिया जाना चाहिए और एक घण्टे के बाद शाम के लिए उन्हें फिर से 7 या 8 घंटे लगा सकते हैं।

हमारे देश की आबोहवा, गर्मी, आज के युग का प्रदूषण, गाड़ियों का धुआँ, मिट्टी, धूल, गुबार आदि कॉण्टैक्ट लैंसों के लिए सही माध्यम नहीं हैं। विदेशों में इन्हें पहनने के कायदों से हमारा मेल नहीं हो पाता है। इसलिए कॉण्टैक्ट लैंसों का उपयोग करने वाले व्यक्तियों से मेरा निवेदन है कि वे इन्हें बड़ी सावधानी और सफाई से पहनें और लगातार छह या सात घंटे से अधिक समय तक न लगाएँ। जहाँ तक हो सके लम्बे समय तक लगाए जाने वाले कॉन्टैक्ट लैंसों में, जो सात-आठ दिनों तक और एक-दो महीनों तक लगातार लगाए जाते हैं, बहुत ही अधिक सावधानी जरूरी होती है।

13

आँखों के रोग व लेजर/लेसिक

लेजर/लेसिक द्वारा चश्मे और कॉण्टैक्ट लैंसों के बिना नेत्र दृष्टि

पिछले दशक में नेत्र रोगों के उपचार के लिए सर्वाधिक चर्चित विषय रहा है लेजर। इतना अधिक कि एक आम आदमी के लिए यह आँख के हर रोग के लिए एकमात्र उपचार हो गया है। यह बात सही नहीं है। इसका उपयोग निम्नलिखित नेत्र रोगों के लिए ही किया जाता है।

रेफ्रेक्टिव ऐरर के सुधार या सरल शब्दों में देखने-पढ़ने के चश्मों के लिए लेजर/लेसिक।

मायोपिया (निकटदृष्टिता) माइनस नंबर के चश्मे वाली आँख। लेजर से मायोपिक (निकटदृष्टि वाली) आँखों को कैसे सुधारा जा सकता है?

सरल शब्दों में लेजर का उपयोग ऑक्सीडेशन की प्रक्रिया द्वारा जिसे नेत्र विशेषज्ञ 'एब्लेशन' कहते हैं, कॉर्निया के केंद्र की मोटाई को घटाने के लिए की जाती है। (साथ के चित्र को सावधानीपूर्वक देखिए) आधुनिक लेजर की प्रक्रिया जिसे लेसिक कहते हैं, इस प्रकार है। इसे नीचे लिखे अनुसार संपन्न किया जाता है :

अनीस्थिसिया, आँखों में बूंदें, केवल चार से छह बार।

रोगी पूरी तरह से होश में रहता है और उसे किसी भी सर्वांगी अनीस्थिसिया की जरूरत नहीं होती है।

वह माइक्रोस्कोप लाइट को देखता है। वह एक टेबल पर लेटा होता है और टेबल के ऊपर एक माइक्रोस्कोप लगा होता है, जो लेजर मशीन से जुड़ा होता है। यह मशीन कम्प्यूटरीकृत डेटा मशीन से स्व-नियंत्रित होती है। मशीन में रोगी की पूरी जानकारी होती है, कॉर्निया की मोटाई, रेफ्रेक्शन की ऐरर या चश्मे का पॉवर, जिसे ठीक किया जाना है, लेजर की गहराई और सभी पैरामीटर, जिनसे कॉर्निया

की परतों को सुधारा जाना है। विशेषज्ञ शल्यचिकित्सक द्वारा एक केरेटोम से एक पतले कॉर्नियाफलैप को उठाए जाने पर लेजर वीम प्रवेश करती है।

यह कहना जरूरी है कि पूरी प्रक्रिया लेजर सर्जन द्वारा पूर्ण स्वचालित तरीके से संपन्न की जाती है। यह सर्जन पूरी तरह से प्रशिक्षित होता है और राष्ट्रीय तथा अन्तर्राष्ट्रीय केंद्रों से विशिष्ट ज्ञान प्राप्त कर लेता है। वह मास्टर लेजर विशेषज्ञ के निर्राक्षण में करीब 500 लेजर प्रक्रियाएँ संपन्न कर चुका होता है। लेजर चिकित्सा विशेषज्ञ की पसंद पर दोनों आँखों में एक ही समय पर या एक समय में एक के लिए संपन्न की जाती है। आदर्श स्थिति में लेसिक प्रक्रिया की सफलता दर 98% होती है।

लेजर मशीन अपने उप-साधनों के साथ महंगी है और उसकी कीमत करीब 3-4 करोड़ रुपये होती है। रख-रखाव के लिए उसका बीमा उच्च टेक इंजीनियरों-इलेक्ट्रानिक्स और सॉफ्टवेअर से भारी लागत पर कराया जाता है। यह

Laser Machine

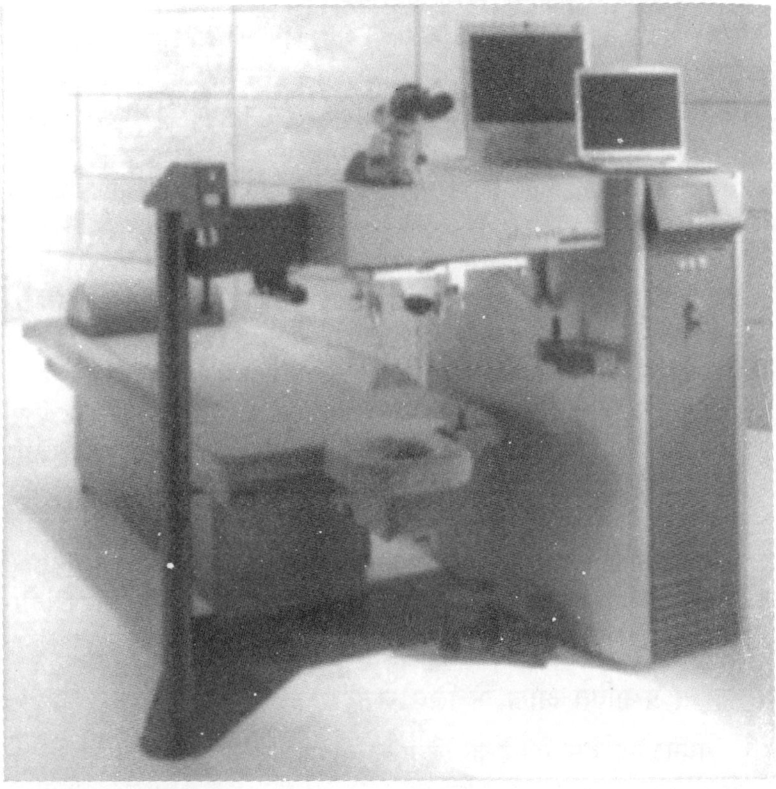

एक बाह्य प्रक्रिया है और इसमें अस्पताल में भरती होना जरूरी नहीं होता है। इसे पूरा करने के लिए 10 मिनट के करीब लगते हैं।

लेसिक रेफ्रैक्टिव सर्जरी अन्य रूपों की तुलना में तकनीकी रूप से अधिक सुरक्षित होती है। यह पूरी दुनिया में सुरक्षित और सफल है।

लेसिक प्रक्रिया के बाद ठीक होने में करीब 3-4 दिन लगते हैं और आम दिनचर्या सात दिनों में फिर से शुरू हो जाती है। लेसिक के लिए उपयुक्त होने के लिए किसी व्यक्ति की पूर्व आवश्यक बातें क्या हैं?

आयु : 19 से 20 या 21 साल की आयु मायोपिक आँखों में लेजर के लिए सर्वाधिक उपयुक्त होती है। इस उम्र में माइनस नंबर के पॉवर में वृद्धि स्थिर हो जाती है। जब व्यक्ति की ऊँचाई का बढ़ना रुक जाता है यानी 19 वर्ष 20 वर्ष या 21 वर्ष, तब मायोपिया का बढ़ना रुक जाता है।

मायोपिया की बढ़ने वाली स्थिति में लेजर चिकित्सा कभी भी नहीं की जाती है या बताई जाती है।

नेत्र के हिस्से सामान्य, स्वस्थ और किन्हीं भी रोगों यानी ग्लोकोमा, कॉर्निया के घावों, रेटिना के और विट्रियस (काचाभ) रोग, मोतियाबिंदु आदि से मुक्त होने चाहिए।

मायोपिया पर लेसिक प्रक्रिया के लिए आदर्श रेंज है –3 से –15 तक। लेकिन विशेषज्ञ मानदंड निर्धारित करता है।

प्लस नंबर के चश्मे (हाइपरमेट्रोपिया) और एस्टिगमैरिज़्म (कम्पाउण्ड) के चश्मे में लेसिक।

लेसिक प्रक्रिया **+3** से **+10** तक भी संपन्न की जा सकती है। यह उन लोगों के लिए आदर्श है, जो ऊँचे प्लस चश्मे लगाते हैं। वे मायोपिक के विपरीत अल्पसंख्यक समूह हैं।

कस्टमाइज़्ड लेसिक (वेव फ्रण्ट लेसिक) इस प्रक्रिया में आगे एक अन्य कदम है। आँख के ऑप्टिकल विपक्षगमनों का विशुद्ध रूप से विश्लेषण करने के लिए एक वेव फ्रण्ट एनालाइजर (एबेरोमीटर) नामक एक विशेष यंत्र का उपयोग किया जाता है। इसका सरल मतलब है कि सामान्य दृष्टि प्रदान करने के लिए कॉर्निया के प्रत्येक बिंदु को सुधारा जाता है।

यह जानकारी ऑप्टिकल विपक्षगमनों को सुधारने और दृष्टि की गुणवत्ता सुधारने के लिए प्रत्येक आँख के लिए तैयार किया गया कस्टमाइज़्ड लेजर उपचार बनाने हेतु विशेष सॉफ्टवेअर के माध्यम से एक्साइमर लेजर से जोड़ दी जाती है।

मधुमेह से प्रभावित आँख के लिए लेजर

मधुमेह एक ऐसा रोग है जो रेटिना की रक्तवाहिकाओं में रक्तस्राव पैदा करता

है इसे मधुमेहीय रेटिनोपैथी कहा जाता है करीब 10 से 12 वर्षों की मधुमेह की लंबी अवधि के दौरान आँख पर असर पड़ता है। और इससे भी अधिक गंभीर बात यह है कि यदि इसे कठोरतापूर्वक नियंत्रित नहीं किया जाता है, तो यह एक ऐसी स्थिति होती है, जब मधुमेह के साथ उच्च रक्तदाब उत्पन्न हो जाता है तथा इसके साथ व्यायाम के अभाव, शराब और तंबाकू, अनियमित भोजन की आदतों और आलसी जीवन से मधुमेह की रेटिनोपैथी को बढ़ावा मिलता है। यह बिल्कुल सच बात है कि सभी मधुमेहग्रस्त लोग रेटिनोपैथी के समूह में नहीं आते हैं, और केवल 20 से 25 प्रतिशत तक इससे पीड़ित हो जाते हैं। स्वच्छ मधुमेह रोगी एक घंटे की धीमी और नियमित पदयात्रा, नियमित नियंत्रित भोजन करके और उपयोगी कामकाज में व्यस्त रहकर तथा योग और ध्यान, वेदांत तथा सकारात्मक प्रवृत्ति में लगकर आँखों पर पड़ने वाले दुष्प्रभाव से बच सकते हैं।

मधुमेहीय रेटिनोपैथी के लिए आर्गन लेजर से चिकित्सा

मधुमेह की रेटिनोपैथी के मामलों में रक्तस्राव को बंद करने के लिए आर्गन लेजर चिकित्सा एक उपयोगी प्रक्रिया है।

इसे मधुमेह के पूर्ण नियंत्रण के बाद एक बाह्य प्रक्रिया के रूप में संपन्न किया जाता है।

आर्गन लेजर मशीन रक्तवाहिकाओं से रक्त के रिसाव को 'रोकने' के लिए रेटिना पर लेजर की किरण डालने के लिए पूर्णतः स्वचालित होती है।

मोतियाबिंदु की शल्यचिकित्सा में लेजर के बारे में भ्रांति

आम आदमी को यह भ्रांति होती है कि लेजर का उपयोग मोतियाबिंदु की शल्यचिकित्सा की प्रक्रिया में किया जाता है। यह बात सही नहीं है। इस तकनीक को 'फाको' तकनीक कहा जाता है, जिसमें अल्ट्रासाउण्ड का उपयोग किया जाता है। मोतियाबिंदु की शल्यचिकित्सा के लिए लेजर को कभी भी ऑपरेशन थियेटर में नहीं रखा जाता है।

मोतियाबिंदु के बाद याग लेजर का उपयोग

मोतियाबिंदु को निकाल लिए जाने के बाद, लेजर करीब 25 प्रतिशत मामलों में जरूरी हो सकती है। पाठकों को यह बात जान लेनी चाहिए और मोतियाबिंदु के ऑपरेशन के कुछ महीनों या वर्षों के बाद एक फिल्म या 'परदा' (हिंदी) या छारी (गुजराती) दिखने लगता है, तो उससे बहुत ज्यादा नहीं डरना चाहिए। यह फिल्म दृष्टि को घटा सकती है। यह फिल्म सामान्य दृष्टि वापस लाने के लिए याग लेजर द्वारा साफ की जाती है।

रेटिना और विटरेअस के रोगों में लेजर

रेटिना और विटरेअस के सर्वाधिक आम रोग वे हैं, जहाँ लेजर प्रक्रिया की जरूरत होती है।

रेटिना की सामान्य परत में एक छेद या फटन (देखिए आँख की रचना से संबंधित रेखाचित्र), जो आँख के दृष्टि कार्य का सर्वाधिक महत्त्वपूर्ण हिस्सा है और एक ऑप्टिक नर्व द्वारा मस्तिष्क से जुड़ा होता है। यदि 'छेद' को बंद नहीं किया जाता है, तो उससे रेटिना हट सकता है या अलग हो सकता है। इसका दुखद परिणाम होता है आँख की रोशनी का चला जाना।

रेटिना के अलग होने की गंभीरता के आधार पर तेजी से शुरू होने वाली स्थिति में आँख के आरपार बिजली की 'चमक' के समान या एक काले परदे के रूप में खतरे का एक संकेत नज़र आता है।

आर्गन लेजर अकेले ही या रेटिना की शल्यचिकित्सा के साथ संयुक्त रूप में अत्यधिक उपयोगी होती है। रेटिना के एक खतरनाक छेद या फटन के होने पर या एक डिटैचमेण्ट तक बढ़ने से छेद को रोकने की एक रोगनिरोधक प्रक्रिया के रूप में लेजर का उपयोग अत्यधिक उपयोगी होता है। इस तकनीक के लिए भी एक उच्चटेक आधुनिक लेजर मशीन की जरूरत होती है, जिसका उपयोग सर्वश्रेष्ठ नेत्र शल्यचिकित्सा विज्ञान में कुशल शिक्षकों द्वारा प्रशिक्षित विशिष्ट नेत्र विशेषज्ञ द्वारा किया जाना चाहिए।

समलबाय या ग्लोकोमा में लेजर

ग्लोकोमा में बढ़े हुए दबाव (इण्ट्रा-ऑकुलर टेन्शन) से ग्रस्त आँखों के लिए यह एक अत्यधिक महत्त्वपूर्ण प्रक्रिया है। इसे गुजराती में 'झांमर' हिंदी और उर्दू में 'कालापानी' कहा जाता है। लेजर की किरण एक कृत्रिम छेद और सामान्य प्रवाह को वापस लाने हेतु प्रवाह के बंद मार्गों में द्वार बनाती है (देखिए रेखाचित्र)।

लेजर का उपयोग ग्लोकोमा के इलाज में सार्थक होता है, यदि आँख का दबाव मध्यम मात्रा में हो। इस निदान से लाभ हो तो ऑपरेशन की नौबत नहीं आती।

14

पढ़ने-लिखने के लिए सही ढंग से बैठने का तरीका और प्रकाश की व्यवस्था

सभी माता-पिता आम तौर पर यह जरूर जानना चाहते हैं कि पढ़ते समय बच्चों को किस तरह से सही ढंग से बैठना चाहिए? पढ़ते समय उन्हें बिस्तर पर लेटना चाहिए या नहीं। उन्हें देर रात तक पढ़ना चाहिए या नहीं?

मैंने इस विषय पर कुछ प्रश्न और उनके उत्तर तैयार किए। वे मेरे क्लिनिक में आने वाले माता-पिता के साथ इस तरह की बातचीत पर हुई कई बार की चर्चाओं पर आधारित हैं :

घर में पढ़ने-लिखने के लिए सभी उम्र के लोगों के लिए बैठने का सही तरीका क्या है?

श्रेष्ठ और सही आसन है रीढ़ को सहारा देने वाली खड़ी और आगे के पटल वाली एक सादी और आरामदेह कुर्सी पर दृढ़ होकर बैठना और झुकना नहीं। लैम्प में 60 वॉट या 100 वॉट के बल्ब का प्रकाश होना चाहिए और वह प्रकाश पाठ्य-पुस्तक पर पड़ना चाहिए। वह प्रकाश आँखों के भीतर सीधा नहीं जाना चाहिए। ट्यूब लाइटें या सीलिंग लाइटें प्रकाश और सज्जा के लिए होती हैं और वे पढ़ने तथा लिखने के लिए नहीं होती हैं। लम्बे समय तक पढ़ने और लिखने के लिए उनका उपयोग करना एक भ्रान्ति और गलती है। पलंग पर पालथी मारकर बैठने की मुद्रा में पढ़ा और लिखा जा सकता है, लेकिन सामने एक पलंग टेबल लैंप होनी चाहिए और 60 वॉट या 100 वॉट के बल्ब का प्रकाश पीछे से दाएँ कंधे की तरफ से आना चाहिए (देखिए रेखाचित्र)।

एक अन्य आरामदेह आसन है बिस्तर में सिरहाने पर पीठ के पीछे तकिया रखें, पाँव सीधे फैला लें, प्रकाश का लैम्प (60 वॉट) पीछे रखें। किताब हाथ में पकड़ें और पढ़ें। ज्यादा समय तक लेटकर पढ़ना एक गलत बात है (देखिए रेखाचित्र)।

सभी आसनों में पीठ सीधी ही रहनी चाहिए और सिर को सही कोण पर रखा जाना चाहिए तथा ठोढ़ी को एक प्रारंभिक और आरामदेह आसन में नीचे की ओर मोड़ा जाना चाहिए। यह सभी उम्र के लोगों के लिए ठीक है। विद्यार्थियों, टेबल पर काम करने वाले अधिकारियों और अन्य सभी लोगों को रीढ़ की हड्डी

पढ़ने का गलत तरीका

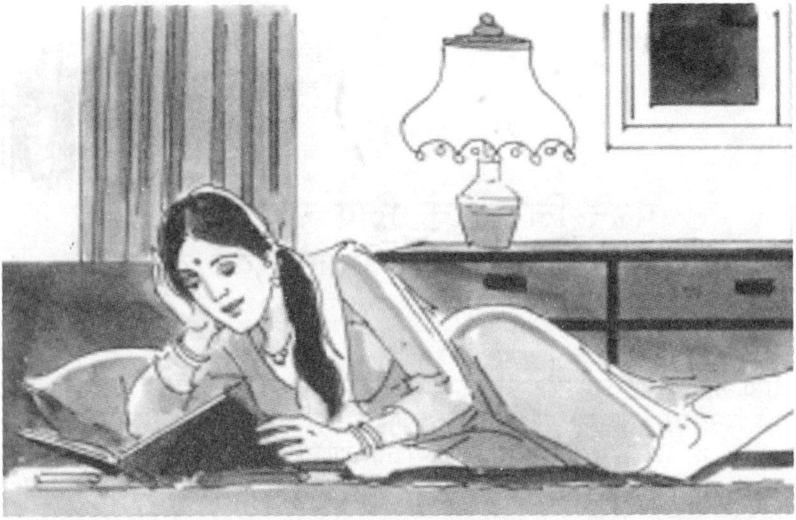

पढ़ने के समय पुस्तक पर प्रकाश इन रेखाचित्रों के अनुसार पड़ना चाहिए।

पढ़ने का सही तरीका

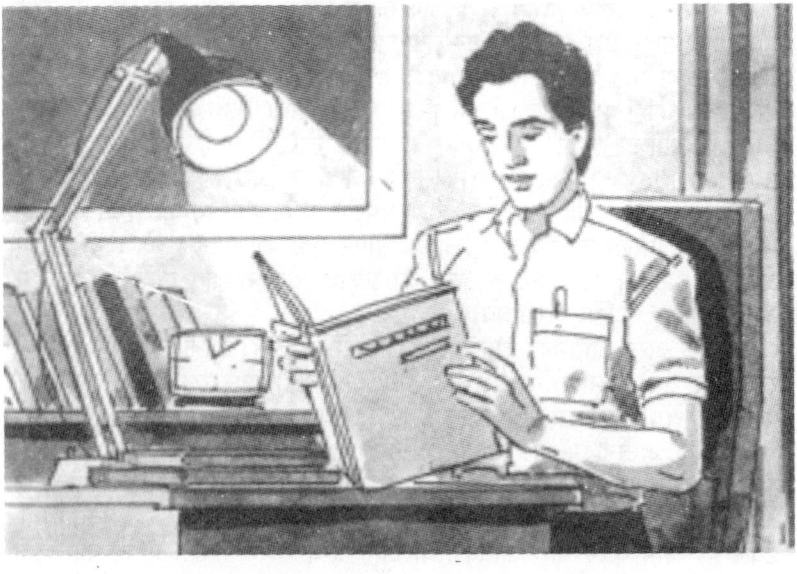

और पीठ की तकलीफ और गरदन का दर्द गलत ढंग से बैठने की आदतों के कारण होते हैं, जो छोटी उम्र से ही पड़ जाती है। उस समय युवा शक्ति और निश्चिंतता की भावना इन मूलभूत बातों की उपेक्षा करती है। (रेखाचित्र गलत तरीके)

अधेड़ उम्र में इस तनाव के कारण स्पान्डिलाइटिस, स्पान्डिलोसिस की तकलीफ हलके रूप में और स्लिप्ड डिस्क की तकलीफ बड़े रूप में उठानी पड़ती है। सभी परिवारों में पीठ का दर्द, गरदन का दर्द आदि आम बातें हैं। 75 प्रतिशत मामले छोटी उम्र में गलत आसन के कारण होते हैं। छोटी उम्र में नियमित व्यायाम के साथ सही आसन और मंद गति से पैदल चलना तथा धीमे-धीमे दौड़ना इसका एक सरल उपाय है। एक सादी तकलीफ के लिए क्लिनिक जाना भारी कीमत चुकाना है। ट्रेनों, कारों, सार्वजनिक बसों के समान चलते हुए वाहनों में पढ़ने की और लिखने की बिल्कुल मनाही नहीं है, लेकिन शर्त यह है कि बताई गई बातें पूरी होनी चाहिए, आसन सही और प्रकाश ठीक होना चाहिए। दिन के उजाले में, धूप से भरे दिन में एक खुली खिड़की का प्रकाश सभी प्रयोजनों के लिए पर्याप्त होता है।

पढ़ने का गलत तरीका

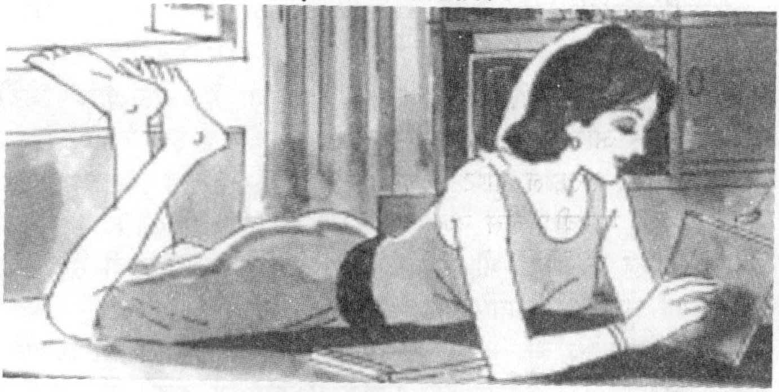

पढ़ने का सही तरीका

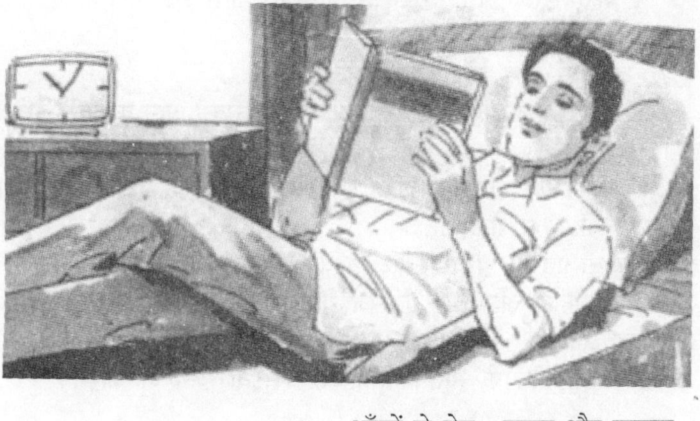

15

मोतियाबिंदु

आचार्य सुश्रुत भारत में मोतियाबिंदु की शल्यचिकित्सा करने वाले विश्व के सर्वप्रथम नेत्र शल्यचिकित्सक थे। इस शल्यचिकित्सा का उल्लेख आज भी विश्वनेत्र-चिकित्साविज्ञान साहित्य में किया जाता है। हम सब यह जानते हैं कि मोतियाबिंदु सामान्य मानवीय लैंस की अपारदर्शिता है। यह शब्द 'कैटैरैक्ट' मोतियाबिंदु लैटिन और ग्रीक से बना है और इसका अर्थ है—'जलप्रपात।' आँख की रचना पर एक तत्काल दृष्टि डालने पर पुतली के चित्र बिल्कुल पीछे सटा हुआ एक पारदर्शी मानवीय लैंस नजर आ जाता है। इस लैंस की किसी भी कारण से किसी भी तरह की कोई भी अपारदर्शिता मोतियाबिंदु कहलाती है। कोई भी लैंस अपारदर्शी कैसे बन जाता है?

पारदर्शी मानवीय लैंस आँख का एक सूक्ष्म और संवेदनशील हिस्सा होता है। इसकी सामान्य कार्यव्यवस्था और पोषण में कोई भी बाहरी या भीतरी बाधा से इस पर बहुत खराब असर पड़ता है और वह बाधा इसे मोतियाबिंदु से ग्रस्त कर सकती है। इसके आम कारण ये हैं—

(i) आँख में कोई चोट-क्षतिज मोतियाबिंदु।

(ii) वृद्धावस्था के कारण, जो मोतियाबिंदु का सबसे आम कारण है—सैनाइल मोतियाबिंदु।

(iii) तंत्रिका के हॉर्मोनीय घटक, जैसे मधुमेह, टिटेनी, ऐटोपिक डर्मेटाइटिस (त्वक्शोथ) यानी त्वचा रोग।

(iv) जन्मजात और बच्चों में त्रुटिपूर्ण विकास के कारण—जन्मजात मोतियाबिंदु।

(v) विकिरण और ताप के मजदूरों में (औद्योगिक भट्ठियाँ, रिफाइनरियाँ, काँच ब्लोवर आदि)।

(vi) कॉर्टिसोन के समान अत्यधिक दवाइयाँ खाने के कारण।

हम कैसे जानें कि मोतियाबिंदु हो गया है?

सबसे महत्त्वपूर्ण लक्षण यह है कि व्यक्ति को अपनी स्पष्ट रही दृष्टि थोड़ी धुँधली और मंद लगने लगती है। जो लोग चश्मा लगाते हैं, वे देखते हैं कि उन्हें सामान्य रूप से नहीं दिखता है या वे नया चश्मा लगाने के बाद भी सामान्य रूप से पढ़ या लिख नहीं सकते । कुछ लोग जब भी अपनी आँखों के गोले को घुमाते हैं, तब उन्हें अपनी आँखों के सामने काले धब्बे और रेखाएँ नजर आती हैं। छोटे अक्षर पढ़ते समय चश्मा सही होने पर भी आँखों में तनाव उत्पन्न हो जाता है और थकान महसूस होने लगती है। कभी-कभी मोतियाबिंदु की प्रारंभिक स्थिति का पता ही नहीं लगता है। नेत्र चिकित्सक से या नेत्रक्लिनिक में आँख की आम जाँच कराते समय ही उसका पता चलता है। सामान्य सभी प्रारम्भिक मोतियाबिंदु मामलों का पता अत्यंत सूक्ष्म जाँच के बाद ही और निकट छानबीन से एक नेत्र क्लिनिक में या नेत्र विशेषज्ञ द्वारा ही मिलता है।

मोतियाबिंदु आँख का एक ऐसा रोग है, जो आम तौर पर गर्म देशों, वृद्धावस्था, गरीबी, कुपोषण और दुर्बलता में होता है। हमारे देश में ये सभी बातें विद्यमान हैं और विशेष रूप से पंजाब, राजस्थान, उत्तर प्रदेश, बिहार, पश्चिम बंगाल, गुजरात और दक्षिण भारत के इलाकों में इन परिस्थितियों की बहुलता है। उत्तरी ध्रुव के अंटार्कटिक क्षेत्र में यह आज तक नजर नहीं आया। यह हमारे देश में संभवतः आँख की सर्वाधिक दिखने वाली बीमारी है और यह सभी आयु समूहों में होती है। इसलिए यह सबसे अधिक जरूरी है कि इस बीमारी के उपचार और देखभाल में अत्यधिक सावधानीपूर्वक ध्यान दिया जाए। यहाँ पर यह कहना असंगत नहीं होगा कि मोतियाबिंदु का एकमात्र उपचार है उसकी शल्यचिकित्सा और सामान्य दृष्टि की पूरी वापसी के दृष्टिकोण से शल्यचिकित्सा में सफलता की दर 90% होती है।

क्या दवाइयों से मोतियाबिंदु का इलाज हो सकता है?

विभिन्न लोगों द्वारा जिनमें देशी चिकित्सा व्यवस्था से संलग्न लोग भी शामिल हैं, यह दावा किया जाता है कि दवाइयों से मोतियाबिंदु का इलाज उपलब्ध है, लेकिन इस सवाल का प्रामाणिक और आधिकारिक उत्तर अभी तक साबित नहीं किया जा सका है। आने वाली जैनेटिक (genetic) साइंस शायद कुछ कर पाएगी यह देखना है।

मोतियाबिंदु की शल्यचिकित्सा कब की जाए?

आम तौर पर यह विश्वास किया जाता है कि केवल पका हुआ या तैयार मोतियाबिंदु ही शल्यचिकित्सा के लिए उपयुक्त होता है और रोगी को इस स्थिति

में पहुँचने तक इन्तजार करना चाहिए। इन्तजार 10 वर्षों या इससे अधिक समय तक भी किया जा सकता है। "आधुनिक विज्ञान ने यह साबित कर दिया है कि इस रूढ़िवादी तथा पुरानी धारणा का मोतियाबिंदु की आधुनिक शल्यचिकित्सा में कोई स्थान नहीं रह गया है।" ऑपरेशन की स्थिति का निश्चय शल्यचिकित्सक द्वारा सभी नेत्र क्लिनिकों में उपलब्ध स्लिट-लैम्प माइक्रोस्कोप और ऑपथेल्मोस्कोप से सूक्ष्म जाँच करके किया जाता है। इन उपकरणों से जाँच करने के बाद प्राप्त जानकारी और व्यक्ति की सामान्य स्थिति के आधार पर शल्यचिकित्सक के निर्णय से शल्यचिकित्सा का सही समय निर्धारित किया जाता है। इस समय किए जाने वाले मोतियाबिंदु के अधिकांश ऑपरेशन बिना पकी स्थिति में होते हैं और उन्हें पकने की स्थिति में नहीं पहुँचने दिया जाता है। इनमें से अधिकांश का ऑपरेशन उस समय ही किया जाता है, जब व्यक्ति की दृष्टि उसके व्यवसाय और दैनिक कामकाज में बाधक बनने लगती है। जैसे पढ़ने-लिखने में बाधाएं, कमजोर नजर, चलना-फिरना मुश्किल वगैरा-वगैरा।

शल्यचिकित्सा की पारंपरिक तकनीक

पिछले एक दशक में मोतियाबिंदु की शल्यचिकित्सा में उल्लेखनीय प्रगति हुई है। यह एक सरल दर्दहीन और सुरक्षित प्रक्रिया बन गई है। रोगियों को अस्पताल में केवल एक या दो दिनों के लिए रहना पड़ता है। आधुनिक शल्यचिकित्सा में नेत्र के हिस्सों में बाधा डाले बिना पूरे मोतियाबिंदु को निकाल देने के लिए एक ऑपरेटिंग माइक्रोस्कोप और अल्ट्रा-साउंड टेक्नॉलॉजी का जिसे (Phoco emulsitication) कहते हैं, का प्रयोग किया जाता है। यदि मोतियाबिंदु फिल्म का कोई हिस्सा बचकर वहाँ रह जाता है या वह कुछ वर्षों के बाद पुनः हो जाता है, तो उसे 'याग लेजर' से साफ किया जा सकता है।

कुछ स्थितियों में आधुनिक मोतियाबिंदु सर्जरी के बाद मोटे काँच का चश्मा लगाया जाता है और कॉण्टैक्ट लैंस भी लगाए जाते हैं।

मोतियाबिंदु की शल्यचिकित्सा में हाल ही की प्रगति कई कदम और आगे बढ़ गई है और उसमें सामान्य मानवीय लैंस को निकाल कर उन्हीं के बराबर शक्ति के परिष्कृत प्लास्टिक जड़ सामग्री से बना इण्ट्रा-ऑकुलर लैंस लगा दिया जाता है। पाठक यह समझ लें कि इण्ट्रा-ऑकुलर लैंस और कॉण्टैक्ट लैंस में बहुत फर्क है। समय बीतने पर मोतियाबिंदु की शल्यचिकित्सा की यह तकनीक और अधिक ऊँचाइयों पर जा पहुँचेगी, जब हम विश्व-स्तर के लैंस अपने यहाँ ही बनाने लगेंगे। चूँकि हमें लैंसों के लिए विदेशों पर निर्भर रहना पड़ता है और महँगे उपकरणों और औजारों का सहारा लेना पड़ता है, इसलिए हमारे देश के सभी शल्यचिकित्सक आम ऑपरेशन के रूप में इस तरह का ऑपरेशन नहीं कर पाते हैं। आम लोगों

में यह भान्ति है कि मोतिया लेजर से निकाला जाता है। या लेजर टेक्निक को काम में लाया जाता हैं। यह गलत है। अल्ट्रासाउंड को लेजर समझ कर यह गलतफहमी होती है।

मोतियाबिंदु के ऑपरेशन की प्रक्रिया

नेत्र शल्यचिकित्सक द्वारा मोतियाबिंदु के ऑपरेशन का निर्णय और रोगी द्वारा उसे स्वीकार कर लिए जाने के बाद, निम्नलिखित प्रक्रिया अपनाई जाती है :

निम्नलिखित जाँचें अनिवार्य होती हैं और इनकी व्यवस्था की जाती है–

1. फास्टिंग रक्त शर्करा।
2. दो घंटे के बाद रक्त शर्करा। *मधुमेह का पता लगाने के लिए।*
3. पेशाब की जाँच।
4. रक्तदाब
5. ई. सी. जी. *हृदय, फेफड़े की किसी भी बीमारी का*
6. छाती का एक्स-रे *पता लगाने के लिए*
7. संपूर्ण रक्त काउंट और ई. एस. आर.–कोई भी रक्त रोग, जिससे नेत्र हेमरेज हो सकता है।
8. प्रोस्टेट की जाँच वृद्ध और संदिग्ध पुरुषों में–शल्यचिकित्सा के बाद मूत्र रुकने के ही विरुद्ध संरक्षण के लिए।
9. अल्ट्रा स्कैन इण्ट्रा-ऑकुलर लैंस को शक्ति मालूम करने हेतु।
10. एच. आइ. वी.।
11. हेपाटाइटिस।

शल्यचिकित्सा के लिए अनीस्थिसिया

ऑपरेशन से पहले, उसके दौरान और उसके बाद, शल्यचिकित्सा को जटिल बना देने वाले किसी दैहिक रोग के विरुद्ध सुरक्षा के लिए ये सभी जाँचें किसी भी अपवाद के बिना कराई जानी चाहिए। यदि शर्करा ज्यादा हो तो उसे कंट्रोल कर या रक्त दाब ज्यादा, हो तो उसे भी कंट्रोल कर ही क्रिया होती है। इन सबमें स्पेशलिस्ट डॉक्टरों की सलाह ली जाती है। मोतियाबिंदु का ऑपरेशन आम तौर पर स्थानीय इंजेक्शनों के द्वारा स्थानीय निश्चेतना में किया जाता है। एक इंजेक्शन आँख के गोले के पीछे और दूसरा कान के पिंडक के सामने लगाया जाता है। ये दोनों इंजेक्शन आँख के गोले को निश्चल बना देते हैं, ऑपरेशन को दर्दहीन कर देते हैं तथा ऑपरेशन शांतिपूर्वक और निश्चिंत होकर किया जा सकता है। अनीस्थिसिया का विशेषज्ञ डॉक्टर हमेशा तैयार खड़ा रहता है। वह रोगी को निश्चिंत

FOLDABLE INTRAOCULAR LENS Acrylic UV

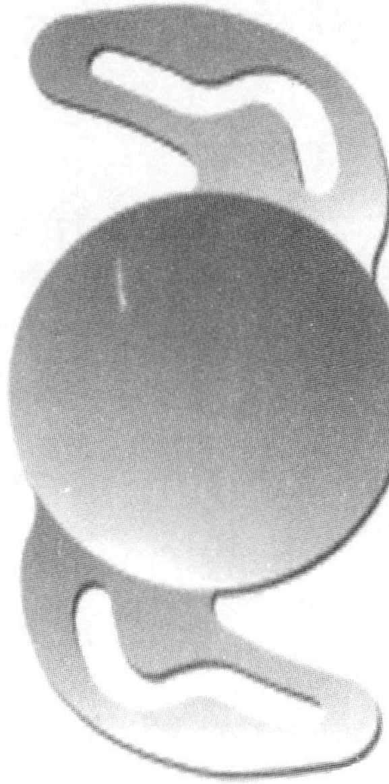

यही कहता है, "डॉक्टर साहब, मुझे पता ही नहीं चला कि आपने ऑपरेशन कब शुरू किया और आपने कब ऑपरेशन पूरा कर दिया। मेरी नींद तो वार्ड में ही आकर खुली थी।"

रोगी को पिछली रात में और सवेरे जरूरी गोलियाँ दी जाती हैं और इंजेक्शन लगाया जाता है। कभी-कभी छोटे और बड़े बच्चों तथा बलवान व्यक्ति के मामले में जनरल अनीस्थिसिया भी जरूरी होता है।

हाल ही में मातियाबिंदु को पूरी शल्यचिकित्सा ऑपरेटिंग माइक्रोस्कोप और माइक्रोस्कोपिंग उपकरणों द्वारा की जाने लगी है।

पुराने दिनों में माइक्रोस्कोप के बगैर की गई शल्यचिकित्सा में उतनी जल्दी और उतने सुरक्षित परिणाम सामने नहीं आते थे, जैसे कि अब आते हैं।

शल्यक्रिया के बाद रोगी को ऑपरेशन वाली आँख पर पट्टी नहीं केवल पैड व प्लास्टिक कवर से बंद करके ट्राली पर वार्ड में भेज दिया जाता है। होश आने पर उसे हल्का भोजन दिया जाता है और उसे स्वयं ही शौचालय जाने दिया जाता है। वह निश्चिंत होकर सरलतापूर्वक चल फिर सकता है। उसे तीन दिनों तक एण्टिबायोटिक्स और विटामिनों की गोलियाँ दी जाती हैं। ऑपरेशन के बाद अगली सुबह उसकी पट्टी पूरी तरह से अलग कर दी जाती है। और आँख में दवाइयाँ डाली जाती हैं तथा मलहम लगाया जाता है। अगले दिन उसे धूप के चश्मे के साथ

घर भेज दिया जाता है। सामान्य परिस्थितियों में उसके टाँके खोलने की जरूरत नहीं पड़ती है। जो लोग अंदर लैंस नहीं लगाते हैं, उनकी दृष्टि का चश्मा 20 दिन बाद दिया जाता है। जो लोग आँख के भीतर लैंस लगवाते हैं, वे कम नंबरों वाले चश्मों से देखने लगते हैं। चश्मों का पक्का नंबर तीन सप्ताह के बाद ही दिया जाता है। करीब 10 प्रतिशत मामलों में सबसे आम समस्या होती है एक फिल्म का बनना, जिसे परदाधारी आदि कहा जाता है। आधुनिक लेज़र के द्वारा इसका उपचार बहुत सरल होता है। रोगी नेत्र क्लिनिक में आता है और 10 मिनटों का लेजर उपचार कराने के बाद तुरन्त घर चला जाता है।

लैंस की शक्ति निर्धारण की तकनीक

यदि आपने अंतःचाक्षुष लैंस आरोपण करने का इरादा कर लिया है तो शल्यक्रिया करने के पूर्व यह आवश्यक है कि लैंस शक्ति का परिकलन कार्य पूरा कर लिया जाय। इस बाह्य-रोगी क्रियाविधि में लगभग आधे घंटे का समय लगता है तथा आप पर शल्यक्रिया करने का कार्यक्रम तय करने के बाद उसके मापन का समय निश्चित किया जाता है। आप परीक्षण के लिए लेटे या बैठे हुए होंगे। उसी अवधि के दौरान आँख की पुतली की लंबाई का निर्धारण करने के लिए आँखों के आसपास पराश्रव्य तरंगें फेंकी जाती हैं। कॉर्निया की गोलाई एवं पूर्ववर्ती कोष्ठ की गहराई के आँकड़ों के साथ, ये आँकड़े अंतःचाक्षुष लैंस आरोपण की शक्ति का निर्धारण करने के लिए कम्प्यूटर में डाल दिए जाते हैं। यह सुनिश्चित करने के लिए कि शल्यक्रिया के बाद आप अत्यधिक दूर देखने वाले या अत्यधिक निकट देखने वाले न हो जाएँ, यह माप आवश्यक होती है। यह सामान्य बात है कि इस क्रियाविधि को अपनाने के तत्काल बाद आप कुछ खुजलाइट का अनुभव करें, किंतु यह कुछ ही घंटों के बाद समाप्त हो जाएगी। इण्ट्रा-ऑकुलर लैंस देखें चित्र।

शल्यचिकित्सा विषयक क्रियाविधि

सम्पूर्ण क्रियाविधि उच्च कुशलता वाली तकनीक है, जो अत्यंत उत्कृष्ट सीवन सामग्री तथा शल्यचिकित्सा में प्रयुक्त होने वाले सूक्ष्म उपकरणों की सहायता से एक सूक्ष्मदर्शी शल्यक्रिया के अधीन सम्पन्न की जाती है। इस तकनीक में आँख के काले एवं सफेद संधि-स्थान पर आँख की पुतली में छेद कर दिया जाता है। मोतियाबिंदु पहले 'कैप्सूल', जो अगले सिरे की एक पतली परत है, को काटकर निकाल लिया जाता है। सम्पूर्ण द्रव्य, जिसे 'न्यूक्लियस एवं कॉरटेक्स' कहा जाता है, को इलेक्ट्रानिक की सहायता से कार्य करने वाले एक विशिष्ट उपकरण से शोषित एवं सिंचित करते हुए निकाल दिया जाता है। तत्पश्चात् उपयुक्त शक्ति एवं डिजाइन वाला लैंस शल्यचिकित्सक की पसंद के अनुसार कनीनिका के पीछे या कनीनिका

के आगे या कनीनिका के उस पार प्रविष्ट करा दिया जाता है। घाव को कसकर सी दिया जाता है। आँख की पुतली से ग्लोलुबर को पूरा करने के लिए हवा भर दी जाती है। सम्पूर्ण क्रियाविधि में 40 मिनट का समय लगता है। मरीज को एक हल्की गद्दी का पैड और शील्ड दे दी जाती है। मरीज दो दिनों तक अस्पताल में ही रहता है। अस्पताल में रहने के दौरान वह बैठ पाने, टहलने तथा रोजमर्रा के सभी कार्य कर पाने में सक्षम होता है। शल्यक्रिया किए जाने के 48 घंटों के भीतर देख पाने की क्षमता वापस आ जाती है। उसकी प्रसन्नतापूर्ण मुस्कराहट, चेहरे के हाव-भाव आदि पर चिंता के स्थान पर खुशी की झलक दिखाई देती है। संयुक्त राज्य अमेरिका एवं सोवियत रूस के सहयोग से आदर्श भारतीय लैंस प्राप्त करने के प्रयास किए जा रहे हैं। इस क्षेत्र में सभी स्तरों पर बहुत कुछ किए जाने की गुंजाइश है।

अनुसंधान विकास एवं सहयोग

यदि इस देश को नेत्र विज्ञान के क्षेत्र में अपना विशिष्ट स्थान बनाना है, तो इण्ट्रा-ऑकुलर लैंस आरोपण का भविष्य सँवारने के लिए हमारी अवधारणाओं एवं प्रयासों को दोषरहित करने के उद्देश्य से बहुत कुछ करना होगा। मुख्य इस प्रकार हैं :

1. परम्परागत एवं पुराने युग की प्रणाली से की जाने वाली मोतियाबिंदु की शल्यचिकित्सा टिक नहीं पाएगी। प्रत्येक सामान्य व्यक्ति नेत्र वैज्ञानिकों से यह माँग और अपेक्षा करेगा कि वे उसकी आँखों में लैंस प्रत्यारोपित करें और उसकी आँखों को मोटे चश्मे के लैंस से मुक्त करें।

2. प्रत्येक प्रशिक्षण संस्था का यह उत्तरदायित्व होगा कि वह युवा शल्य-चिकित्सकों को इस तकनीक में प्रशिक्षित करे।

3. आज के समय की माँग है कि जब तक हम स्वावलंबी न हो जाएँ, हमारे अपने प्लास्टिक लैंसों के निर्माता विदेशी तकनीकी की जानकारी एवं सहयोग से कच्चे उत्पादों को पुनः परिष्कृत रूप देने के बारे में अनुसंधान करें। मैं ब्रिटेन की इम्पीरियल केमिकल कम्पनी, सोवियत रूस के मास्को अनुसंधान एवं नेत्र संस्थान, अमेरिका की आई ओ लैब, अलकॉन एवं सिल्को द्वारा वर्षों के अनुसंधान से प्राप्त टेक्नॉलॉजी को इस देश में तत्काल उपलब्ध कराए जाने के लिए अनुरोध करता हूँ या सार्वजनिक और निजी क्षेत्र के संस्थानों के निष्ठापूर्ण एवं दृढ़ परिश्रम करके अपनी टेक्नॉलॉजी के विकास की आशा करता हूँ।

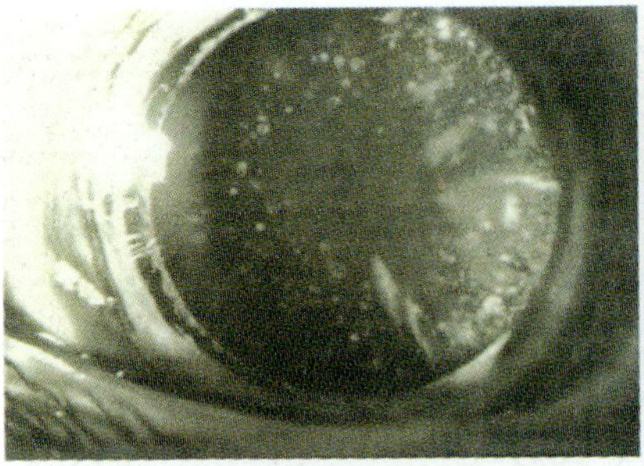

बचपन में होनेवाले मोतियाबिंदु का एक चित्र

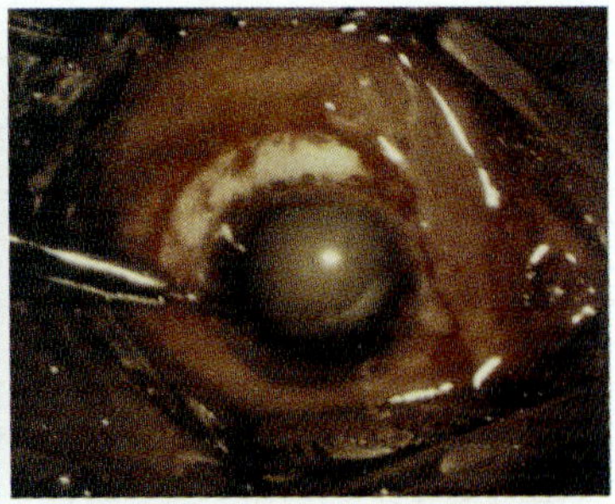

बुढ़ापे में पके हुए मोतियाबिंदु एक चित्र

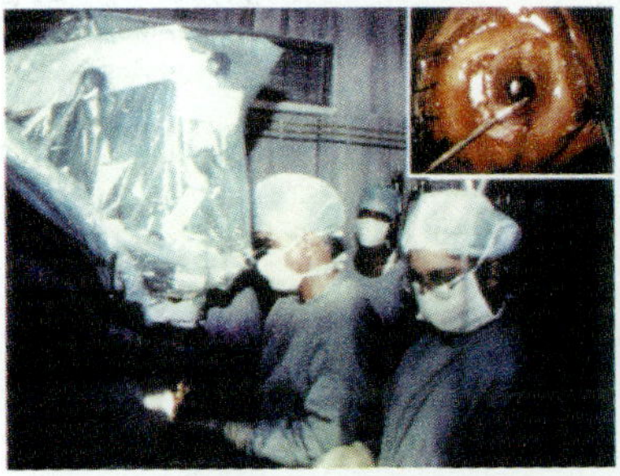

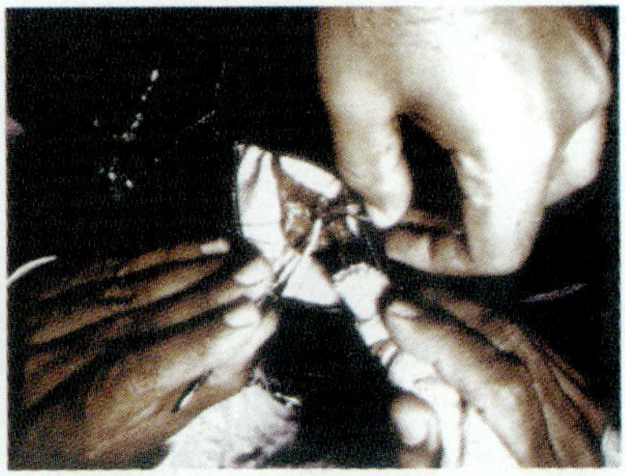

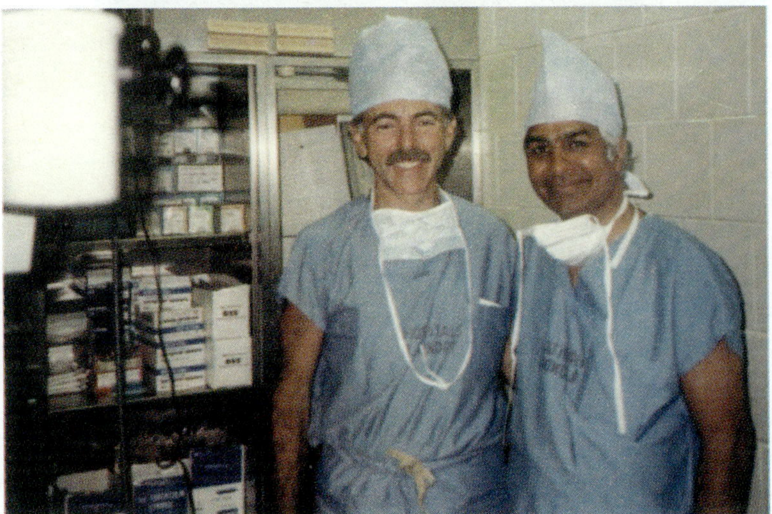

मेसाचुसेट आई इन्फर्मरी बोस्टन अमेरिका के डॉ. केनेथ केन्यॉन *(बाएं)* डॉ. आर. के कपूर

(संदर्भ : पृष्ठ संख्या-74)

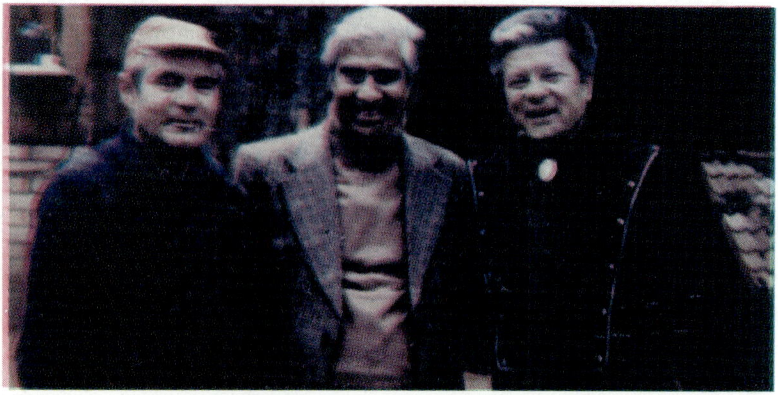

एक गौरवपूर्व अवसर : 1984 में सोवियत रूस की अपनी यात्रा के दौरान डॉ. आर. के. कपूर *(बीच में)* वहां के विश्वविद्यालय नेत्र चिकित्सक डॉ. फियोडोरोव *(दाएं)* के साथ दिख रहे हैं। डॉ. कपूर ने रूस में आंखों की आधुनिक शल्यचिकित्सा की जानकारी प्राप्त की है। *(बाएं)* तरफ अंतरिक्ष यात्री लिओ के साथ।

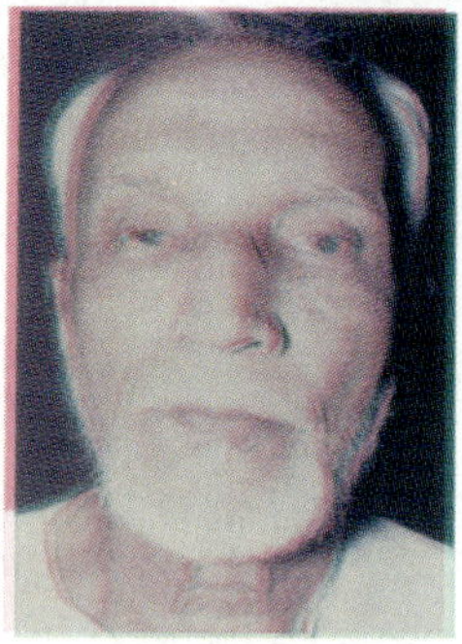

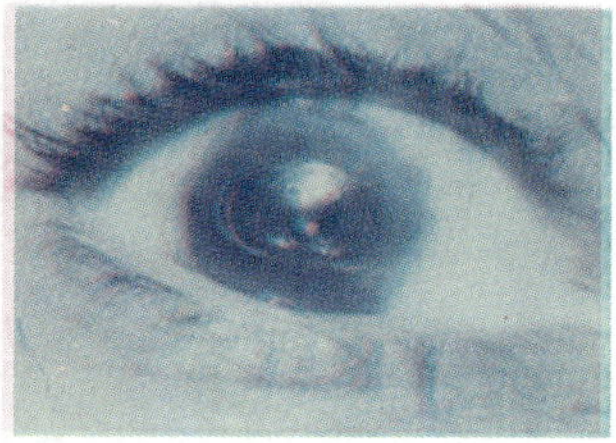

डॉ. आर. के. कपूर ने भारत में सर्वप्रथम आधुनिक लेन्स प्रतिरोपण जनाब आसिक हुसैन की आंख में किया था। यह प्रतिरोपण उक्त कॉन्फ्रेंस के दौरान ही किया गया था।

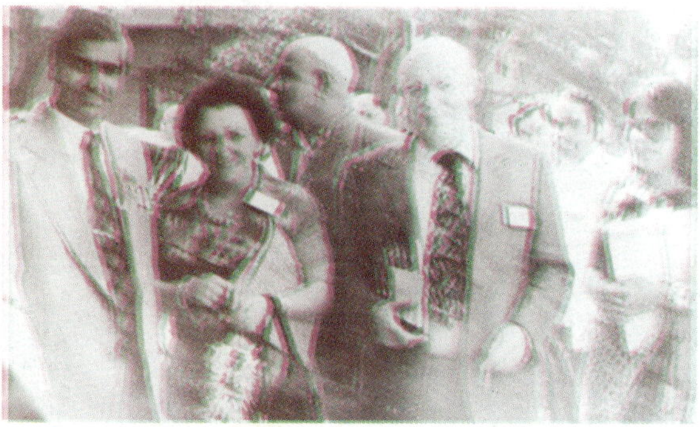

डॉ. आर. के. कपूर (सबसे बाएं) भारत में 1976 में आयोजित अंतर्राष्ट्रीय ट्रॉपिकल कॉन्फ्रेंस में लंदन के सुप्रसिद्ध चिकित्सक डॉ. ल्यूरी (बाएं से तीसरे) के साथ।

(संदर्भ : पृष्ठ संख्या-80)

16

बच्चों और नवजात शिशुओं में मोतियाबिंदु

एक शिशु मोतियाबिंदु के साथ जन्म ले सकता है और वह समय के साथ पक सकता है। उसके बचपन में भी मोतियाबिंदु शुरू हो सकता है, जबकि इसके विपरीत यह माना जाता है कि मोतियाबिंदु केवल बुढ़ापे में होता है।

एक रोते और गुस्से से भरे हुए, सहयोग न देने वाले एक नन्हे शिशु में एक जन्मजात मोतियाबिंदु का पता कैसे लगाया जा सकता है ?

एक नेत्र विशेषज्ञ के लिए आधुनिक ऑप्टिकल यंत्रों और माइक्रोस्कोपों की मदद से मोतियाबिंदु के होने या न होने का पता लगाना मुश्किल काम नहीं है। शिशु को थोड़ा-सा शांत किया जाता है और उसकी पुतली को फैलाने के लिए आँखों में दवाई डाली जाती है, ताकि यह देखा जा सके कि मोतियाबिंदु और आँख के अन्य हिस्से कैसे हैं।

मोतियाबिंदु से पीड़ित बच्चे के मामले में सबसे महत्त्वपूर्ण सावधानी यह रखी जानी चाहिए, जो सरल भी है, कि आँख को धीरे-धीरे मोतियाबिंदु के होने से 'आलसी' और आंशिक रूप से दृष्टिहीन (एम्ब्लीओपिक) नहीं होने दिया जाना चाहिए। मैं इसकी चर्चा थोड़े विस्तार के साथ करूँगा।

बढ़ते हुए बच्चे में दृष्टि के उद्दीयक में कोई भी बाधा दिमाग की प्रतिक्रियाओं के विकास को दबाती है। यदि किसी बच्चे को दिखाई नहीं देता है, तो उसकी नसों की प्रतिक्रियाएँ दिमाग तक कोई संदेश नहीं पहुँचाती हैं और दिमाग का उपयोग नहीं होता है। यह वैसी ही स्थिति होती है, जब बिजली के तारों से बिजली नहीं गुजरती है और बल्ब और लैंस नहीं जलते हैं।

आँख के घटक कैमरे के लैंसों के समान ही होते हैं, जो दिखने वाली चीज की एक नेगेटिव छवि बनाते हैं। पॉजीटिव दिमाग में परिवर्तित हो जाता है। (देखिए एक कैमरे और उसके सामने आँख के गोलक का रेखाचित्र)

मोतियाबिंदु को जल्दी-से-जल्दी संभव होने पर सही समय पर शल्यचिकित्सा

द्वारा निकाल दिया जाना चाहिए । इससे आलसी आँख की हालत को रोका जा सकता है। इसके बीच के समय के लिए दवाइयाँ दी जाती हैं, जब आँख की पुतली को फैलाया जाता है और नसों तथा प्रतिक्रियाओं को बढ़ाने के लिए प्रकाश को जाने दिया जाता है। मोतियाबिंदु के पकने से पहले मोतियाबिंदु की कच्ची अवस्था में ऐसा करना संभव होता है।

बच्चों में मोतियाबिंदु की शल्यचिकित्सा

प्रयुक्त की जाने वाली तकनीक संशोधित की जाती है और वरीयता के रूप में 'नान-फाको' तकनीक द्वारा मोतियाबिंदु को निकालने के लिए अत्यंत कुशलता और सुरक्षा के साथ काम में लाई जाती है तथा इण्ट्रा-ऑकुलर लैंस लगा दिया जाता है। इनके बारे में अलग-अलग शल्यचिकित्सकों की राय भी अलग-अलग हो सकती है।

17

मोतियाबिंदु की शल्यचिकित्सा की नई तकनीक

अब फाकोइमल्सीफिकेशन (अल्ट्रासाउण्ड) सिलाई-टांके के बिना और छोटे से चीरे से मोतियाबिंदु की आधुनिक शल्यचिकित्सा की जाने लगी है।

यह इस समय मोतियाबिंदु के लिए और उपयोगी शल्यचिकित्सा पद्धति है। पुनर्वास और आराम शीघ्र होता है। रोगी अस्पताल में केवल दिन में रहता है और उसी शाम को या दूसरी सुबह घर जा सकता है। यह शल्यचिकित्सा एक फाको मशीन से की जाती है, जिसमें एक फाको जाँच से एक छोटे 3 एमएम के चीरे से मोतियाबिंदु को निकालने के लिए स्वचालित और सॉफ्टवेअर यंत्र होते हैं। इसे पूरा करने में 7 से 9 मिनटों का समय लगता है। कुल तैयारी तथा इंजेक्शन द्वारा स्थानीय अनीस्थिसिया सहित फाको समय में 15 मिनट लगते हैं। (देखिए रेखाचित्र) कोई सिलाई नहीं की जाती है या ज्यादा-से-ज्यादा एक टांके की जरूरत होती है। घाव एक स्वचालित सीलिंग वालव्युलर क्रिया से ठीक हो जाता है। फाको मशीन की कीमत सभी उप-साधनों के साथ 12 से 15 लाख रुपए होती है। मशीन और जटिल तकनीक का उपयोग करने के लिए एक विस्तृत प्रशिक्षण जरूरी होता है।

नॉन-फाको छोटे चीरे तथा सिलाई के बिना शल्यचिकित्सा की तकनीक

महँगी और जटिल तकनीक वाली फाको मशीन का उपयोग किए बिना और सिलाई की जरूरत नहीं आने वाली एक अन्य सरल, प्रभावी और सुरक्षित तकनीक का उपयोग हमारे देश में अधिक से अधिक सेंटर में किया जा रहा है। करीब 75% मोतियाबिंदुओं की शल्यचिकित्सा इस तकनीक से की जाती है, फाको की तुलना में इससे भी समान रूप से अच्छे परिणाम मिलते हैं और दो-तीन हफ्तों में पूरा आराम मिल जाता है। जहाँ पर महँगी होने के कारण 'फाको' मशीन उपलब्ध नहीं होती है या कठिन और कुशल रखरखाव के अभाव के कारण जहाँ वह बिगड़ जाती है, वहाँ एक कुशल शल्यचिकित्सक सहजता के साथ ये शल्यचिकित्सा संपन्न कर लेता है। यद्यपि पूरी तरह से ठीक होने की अवधि फाको तकनीक की तुलना में नॉन-फाको तकनीक में ज्यादा होती है, लेकिन दोनों में से किसी भी तकनीक के परिणाम समान रूप से अच्छे होते हैं।

18

नेत्र शिविरों में मोतियाबिंदु की शल्यचिकित्सा

हमारे देश में पचास लाख व्यक्ति मोतियाबिंदु के अंधेपन से ग्रस्त हैं। इसे शल्यचिकित्सा से ठीक किया जा सकता, लेकिन दुर्भाग्यवश इनमें से केवल पाँचवें हिस्से का इलाज ही अस्पतालों में किया जा सकता है। अधिकतर रोगियों को प्रकृति और भगवान् का अभिशाप सहना पड़ता है। लेकिन रोटरी क्लबों, लायंस क्लबों, कॉमनवेल्थ सोसाइटी फॉर दि ब्लाइन्ड, विश्व स्वास्थ्य संगठन के समान धर्मादा संगठनों और बिड़ला, मफतलाल तथा कई अन्य औद्योगिक प्रतिष्ठानों की सेवापूर्ण भावनाओं के परिणामस्वरूप नेत्र शिविरों में इस विकराल समस्या का कुछ समाधान किया जा रहा है। लेकिन यह प्रयास महासागर में एक बूँद के समान ही है।

नेत्र शिविरों की धारणा

हमारे देश में अत्यंत प्राचीन काल से 'नेत्र शिविर' घरेलू शब्द बन गए हैं और छोटे-छोटे गाँवों, कस्बों और शहरों में इनका आयोजन किया जाता है। हाल ही में, ऐसे कुछ नेत्र शिविरों की आलोचना भी हुई है जिसका स्पष्ट कारण यह रहा है कि उन्हें किसी भी प्रकार के अनुशासन, तकनीकी ज्ञान के बिना अयोग्य, अप्रशिक्षित व्यक्तियों द्वारा आयोजित किया गया है और कोई भी व्यवस्थित संगठन उनके साथ नहीं रहा है। मेरी स्पष्ट राय यह है कि विज्ञान के इस आधुनिक युग में नेत्र शिविर सुव्यवस्थित नेत्र अस्पतालों में प्रयुक्त अनुशासन और आधुनिक तकनीक ही उपयोग करते हुए आयोजित किए जा सकते हैं। प्रशिक्षित और अनुभवी नेत्र शल्यचिकित्सकों के दल तथा मानवीय भावनाओं वाले और उत्साही दृष्टिकोण वाले कुछ सांस्कृतिक और दानदाता संगठनों को जिसके पास मजबूत तकनीकी व्यवस्था मौजूद है, सभी राज्यों में राज्य सरकारों और स्वास्थ्य एवं कल्याण मंत्रालय के एक कठोर कानून के माध्यम से एक ही छत्रछाया में लाया जा सकता है। महाराष्ट्र सरकार ने इन नेत्र शिविरों पर कठोर नियंत्रण रखकर इस दिशा में एक सही कदम उठाया है। यह अन्य राज्यों के लिए एक आदर्श कहा जा सकता है।

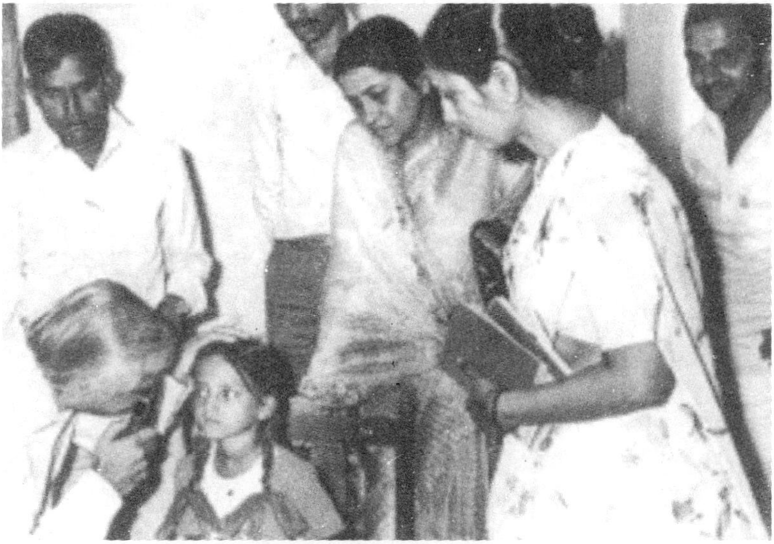

एक बालिका की आँखों की जाँच करते हुए डॉ. कपूर

इस व्यवस्था के अनुसार सिविल सर्जन स्थान, दल उपकरणों और आधारित व्यवस्था का निरीक्षण करता है और सभी सावधानियों की गहन जाँच तथा सभी स्तरों पर विचार-विमर्श के बाद किसी नेत्र शिविर के आयोजन के लिए लिखित अनुमति देता है। एक सर्जन को प्रतिदिन 30 मोतियाबिंदु ऑपरेशन की अनुमति दी जाती है। सर्जन को नेत्र शल्यचिकित्सा के क्षेत्र में स्नातकोत्तर उपाधि के साथ योग्यता प्राप्त पाँच वर्षों का प्रतिष्ठित अनुभवी सर्जन होना चाहिए। उसका प्रशिक्षण और पृष्ठभूमि भी महत्त्वपूर्ण है।

मेरी हार्दिक इच्छा यह है कि यदि अच्छे नियंत्रण और अच्छे परिणामों के साथ नेत्र शिविरों में कम ऑपरेशन भी किए जाते हैं, तो हम उस दिन की आशा कर सकते हैं–जब मोतियाबिंदु से अंधेपन का अभिशाप आशा के अनुसार नगण्य रह जाएगा। यह कहना गलत नहीं है कि आदर्श स्थितियों में मोतियाबिंदु की शल्यचिकित्सा में सफलता की दर 95% होती है। इस बारे में देश के सभी राज्यों को महाराष्ट्र से सीख लेनी चाहिए। किसी भी नेत्र शिविर से अपूतिक (एसेप्सिस) की तकनीकों और जल्दबाजी में मोतियाबिंदु के ऑपरेशन के बारे में कोई भी समझौता करने की जरूरत नहीं है। स्तर से नीची तकनीकों द्वारा ऑपरेशन करने और धन बचाने की बाद में भारी कीमत चुकानी पड़ती है। यहाँ खर्च किया गया धन और समय थोड़ी बचत की तुलना में कहीं ज्यादा संतोष प्रदान करता है और यह हर व्यक्ति के विचार से यही सबसे बड़ा 'दान' होता है।

मुंबई अस्पताल ने इसी स्पष्ट धारणा के साथ निम्नलिखित नेत्र शिविर आयोजित किए हैं : जेनिथ स्टील पाइप संकुल में उसके प्रबन्धकों के संरक्षण में रोटरी क्लब ऑफ खोपोली ने एक शिविर आयोजित किया था, जिसमें 140 रोगियों का ऑपरेशन किया गया था। इसी तरह से कोलकाता की बिड़लापुर जूट मिल्स द्वारा आयोजित शिविर में 200 ऑपरेशन किए गए थे। बिड़ला अस्पताल, पिलानी द्वारा जो शिविर आयोजित किया गया था, उसमें 2000 लोगों की जाँच की गई थी और 500 रोगियों का ऑपरेशन किया गया था। राजस्थान महिला मंडल ने मोहता एण्ड हेकल औद्योगिक संकुल खोपोली में अप्रैल, 1988 में आयोजित किए शिविर में 500 मामलों की जाँच और 40 व्यक्तियों के ऑपरेशन की व्यवस्था की थी, जबकि उसने फरवरी, 1989 में आयोजित नेत्र शिविर में 800 मामलों की जाँच और 80 मामलों के ऑपरेशन की व्यवस्था की थी। सन् 1990 में 500 लोगों की जाँच व 160 ऑपरेशन आधुनिक टेकनिक से किए गए थे।

यह एक अत्यंत गर्व की बात है कि ये नेत्र शिविर अत्यंत कठोर अपूतिक (एसेप्टिक) नियत्रंण के अन्तर्गत आयोजित किए गए थे। शल्यचिकित्सा के सभी उपकरणों, तौलियों, गाउनों, चप्पलों, ड्रेसिंग आदि को अस्पताल में ऑटोक्लेविंग के बाद ले जाया गया था। सभी स्टर्लाइजरों और औजारों को ऑटोक्लेवित किया गया था और प्रत्येक मामले में उन्हें स्वच्छ थियेटरों में पूरी वैज्ञानिक व्यवस्था के साथ उबाला गया था। सभी इंजेक्शनों, सर्जरी की और अन्य वस्तुओं को पूरी तरह से स्वच्छ किया गया था। शल्यचिकित्सा के बाद मरीजों को पाँच दिनों तक रखा गया था और उन्हें शत प्रतिशत सफलता के साथ और बाद में जाँच करके घर भेजा गया था।

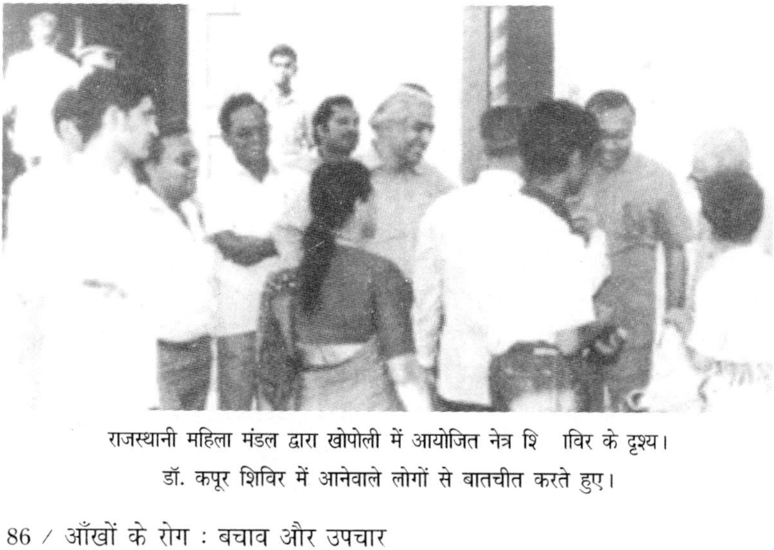

राजस्थानी महिला मंडल द्वारा खोपोली में आयोजित नेत्र शि ाविर के दृश्य।
डॉ. कपूर शिविर में आनेवाले लोगों से बातचीत करते हुए।

19

काला पानी या काँचबिंदु अथवा सबलबाय यानी ग्लोकोमा

यह आँख की ऐसी बीमारी है, जिसका सही ढंग से उपचार न किए जाने पर अच्छी आँख की ज्योति सदा के लिए नष्ट हो जाती है। इसे काला मोती या झामर का पानी भी कहते हैं। ग्लोकोमा क्या है? इसकी परिभाषा क्या है? इसका वर्गीकरण क्या है?

विशेषज्ञों की राय में ग्लोकोमा का मतलब है एक ऐसा जटिल रोग जो आँख के गोले (इण्ट्रा-ऑकुलर) में अधिक तनाव के कारण होता है। दूसरे शब्दों में, बढ़े हुए इस तनाव से जुड़े हुए आँखों से संबंधित चिह्न और लक्षण ग्लोकोमा कहलाते हैं। लेकिन इसके विपरीत यह स्थिति भी उत्पन्न हो सकती है, जहाँ यह तनाव अधिक न होने पर भी ग्लोकोमा के लक्षण बने रह सकते हैं। इन्हें 'नार्मोटेन्सिव ग्लोकोमा' कहा जाता है। वैसे अब तक ग्लोकोमा के लिए रोगलक्षण परिभाषा डॉ. शुगर द्वारा परिभाषित रूप में ऊपर बताए गए अनुसार बनी हुई है।

ग्लोकोमा के प्रकार

ग्लोकोमा कई प्रकार का होता है और उसे निम्नलिखित रूप में वर्गीकृत किया जा सकता है–

यह वर्गीकरण केवल इसलिए दिया गया है, ताकि पाठक इसकी तह को जान पाएँ कि यह कई कारणों से बढ़ता है। इसको समझने और इसके निदान के लिए उस कारण का निवारण अत्यंत आवश्यक होता है। हर किस्म व हर आयु में काँचबिंदु आरंभ हो सकता है। आँख के अंदर के तरल पानी के बहाव के रुक जाने से बढ़ते हुए तनाव से। आँख की नसें, जिनका सीधा संबंध मस्तिष्क की शिराओं से होता है, सूखने लगती हैं और धीमे-धीमे दृष्टि कम होती जाती है। इस तनाव का असर नसों पर ही नहीं, बल्कि आँख के दूसरे हिस्सों जैसे कॉर्निया

ग्लोकोमा वर्गीकरण

- जन्मजात
  - शिशु
  - बालक
- उपार्जित
  - प्राथमिक
    - संकुचित कोण (तीव्र रक्ताधिक्यज)
    - मिश्रित
    - विस्तृत कोण (चिरकारी सामान्य ग्लोकोमा)
  - आँखों के रोगों के कारण (निम्नलिखित)
    - लेंस के रोग
    - आइरिस
    - विट्रियस
    - ऑपरेशन के बाद
    - अभिघातज
    - लंबी दवाइयों के उपरांत जैसे कॉर्टिजॉन
    - मानसिक रोगों की दवाइयाँ

पर सफेदी आ जाती है, लैंस पर मोतिया आ जाता है, आँख की सफेद परत पर दबाव से कालापन आ जाता है। इसके दबाव व तनाव को ग्लोकोमा के 'टेन्सन' नाप वाली मशीन से जाना जाता है।

इस समूची क्रिया को एक सरल रेखाचित्र से समझना आवश्यक है।

आँख के भीतरी भाग को नेत्र विषेशज्ञों की दृष्टि से तीन हिस्सों में बाँटा गया है। पहले भाग को एण्टीरियर चैम्बर और पिछले भाग को पोस्टीरियर चैम्बर कहते हैं। यह आकार में तुलनात्मक रूप से छोटा होता है। इन दोनों भागों के पीछे एक बड़ा भाग होता है, जिसमें विट्रियस नाम का एक तरल पदार्थ होता है। काँचबिंदु के रोग की जानकारी के लिए पहले के दो भाग ही महत्त्वपूर्ण होते हैं। आँख के दूसरे भाग में रेखाचित्र में बताए गए अनुसार जुड़े हुए रूप में अंगूर के गुच्छे के समान दिखने वाली एक ग्रंथि होती है, जिसे सीलियरी बॉडी कहते हैं। यह ग्रंथि लगातार रस पैदा करके उसे आँख के दूसरे भाग में बहाती रहती है।

ग्लोकोमा कैसा होता है?

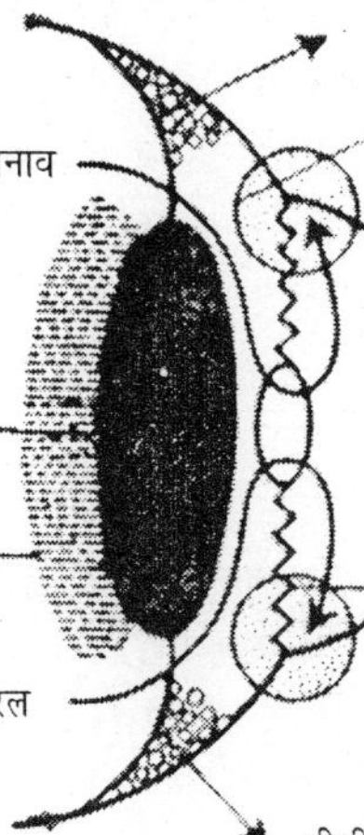

यह तरल रस दूसरे और पहले भाग के बीच में स्थित छिद्र प्यूपिल के बीच से बहता हुआ अगले भाग में आता है और वहाँ से यह तरल पदार्थ झिल्ली और कॉर्निया के कोने में स्थित एक रक्तवाहिका के द्वारा शरीर के खून में मिल जाता है। यह तरल पदार्थ कई तरह से आँख के लिए उपयोगी होता है। विशेष रूप से यह आँख के तनाव को नियंत्रित करता है। परंतु जब इसी तरल पदार्थ में जरूरत से ज्यादा वृद्धि होती है, या आँख में तनाव बढ़ जाता है तब उसे काँचबिंदु कहा जाता है।

आँख का तनाव दो कारणों से बढ़ता है—जब कभी तरल पदार्थ के बहाव में रुकावट आ जाती है, तब तनाव बढ़ जाता है और आवश्यकता से अधिक तरल पदार्थ बनने पर भी ऐसा ही होता है।

काँचबिंदु क्यों होता है?

काँचबिन्दु की बीमारी के कई कारणों का पता अभी तक नहीं लगाया जा सका है, लेकिन अभी तक किए गए अनुसंधान के आधार पर कहा जा सकता है कि निम्नलिखित कारणों से काँचबिंदु की बीमारी बढ़ती है—आँख की बनावट, बहुत छोटी, खानदानी असर, बचपन से ही 'प्लस' नंम्बर का चश्मा लगना, बहुत अधिक संवेदनशीलता और मासिक अस्थिरता और रक्तवाहिकाओं का सँकरा हो जाना। कई बार उक्त किसी भी कारण के बिना कुछ लोग इस बीमारी की चपेट में आ सकते हैं। इसलिए यह कहना बहुत कठिन है कि यह रोग किसे अपनी चपेट में ले सकता है।

कभी-कभी आँख की दूसरी बीमारियों के फलस्वरूप भी यह रोग हो जाता है। ऐसी कुछ बीमारियाँ हैं–आँख में चोट लगना, मोतियाबिंदु का बहुत जल्दी बढ़ना, लम्बे समय से अंधी अथवा बिना ज्योति वाली आँख, जिसमें कोई दूसरी बीमारियाँ हो गई हैं और पके मोतियाबिंदु का समय पर ऑपरेशन न कराना। उसका ज्यादा पक कर फूट जाना। इस तरह के काँचबिंदु को 'द्वितीयक या सेकण्डरी ग्लोकोमा' कहते हैं। इसके इलाज के लिए इन दूसरी बीमारियों का इलाज अत्यन्त आवश्यक है।

काँचबिंदु के लक्षण

इसका असर दो प्रकार से होता है।

1. काँच बिन्दु का हमला–आमतौर पर काँचबिंदु एक ही आँख में होता है, लेकिन कभी-कभी दोनों आँखों में भी यह रोग एक साथ हो जाता है। इस बीमारी के शुरू होने पर आँख लाल हो जाती है, आँखों में बहुत असहनीय दर्द होने लगता है और कभी-कभी बहुत दर्द के कारण आँखों की पलकों में सूजन भी आ जाती है। साथ ही सिर में असहनीय दर्द होता है और यह दर्द सिर के आधे हिस्से में होता है और उसी भाग में होता है, जिस तरफ की आँख में काँचबिंदु होता है। कई बार उल्टियाँ भी होती हैं।

2. मध्यम गति का काँचबिंदु–इस काँचबिंदु में दृष्टि बहुत जल्दी कमजोर हो जाती है और यहाँ तक हो जाता है कि कुछ दिनों में, आँख की ज्योति ही खत्म हो जाती है। इस बीमारी की स्थिति में सिर के दर्द का इलाज सिर दर्द मिटाने वाली आम गोलियों से नहीं होता है और आँख की लाली भी आँख के मलहम से नहीं जाती है।

काँचबिंदु में ज्योति तो कमजोर हो हो जाती है, पर कभी-कभी किसी भी तरह का दर्द नहीं होता है। यह काँचबिंदु अक्सर बुढ़ापे में होता है और वह रक्तवाहिकाओं के जरूरत से ज्यादा सिकुड़ जाने के कारण होता है। इस प्रकार से काँचबिंदु की बीमारी बहुत अधिक नुकसानदायक होती है और इसकी जाँच और उपचार विशेषज्ञ नेत्रचिकित्सक द्वारा की जा सकती है। कभी-कभी केवल आँख के क्लिनिक में जाँच पर ही इसका असर मालूम पड़ता है। कोई लक्षण या शिकायत नहीं होती नजर कम होती है।

काँचबिंदु का उपचार

काँचबिंदु होने की स्थिति में मरीज को केवल नेत्र रोगों के विशेषज्ञ चिकित्सक की सलाह लेनी चाहिए। देर होने पर आँख की दृष्टि को भारी क्षति पहुँच सकती है। इसका कारण यह है कि तनाव बढ़ने से आँखों की नसों पर जोर पड़ता है

और नसें सूखने लगती हैं। इसलिए यदि तनाव कम करने के बाद भी नसें पूरी तरह सूख जाती हैं, तो पुनः दृष्टि वापस नहीं आती है। दृष्टि को बचाने के लिए तुरन्त उपचार जरूरी होता है। दृष्टि को उसी हालत में बचाया जा सकता है, जब आँख में प्रकाश की किरणों और अँधेरे को पहचानने की क्षमता कम हो, जब आँख सूरज, दीपक और बिजली के प्रकाश को नहीं पहचान पाती है या नहीं देख पाती है, जब आँख की नस पूरी तरह से नष्ट हो जाती है उसमें दृष्टि को वापस नहीं लौटाया जा सकता है।

ग्रलोकोमा में तरल का बहाव रुक जाता है

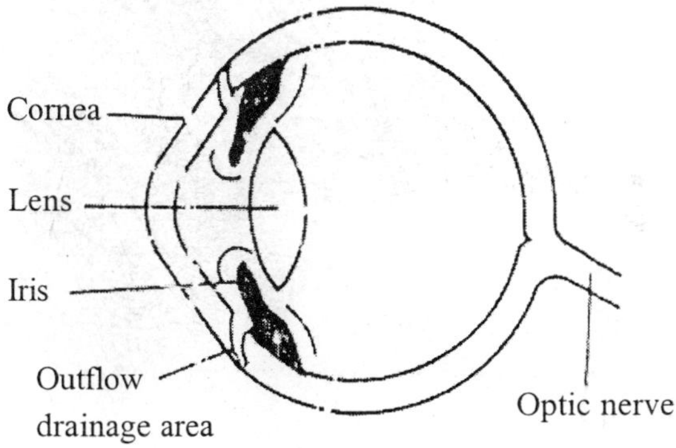

Normal Flow of Fluid

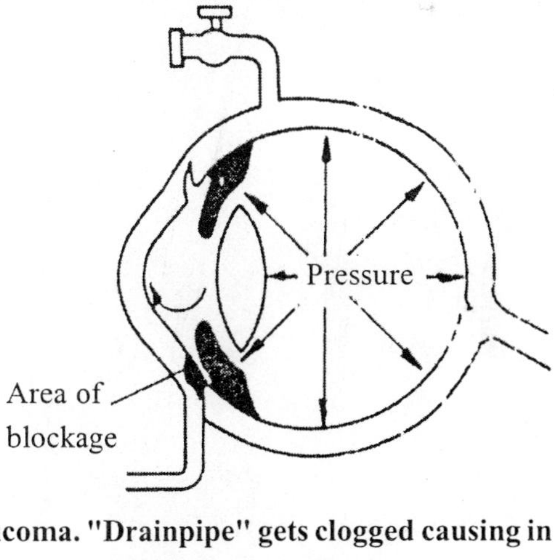

Glaucoma. "Drainpipe" gets clogged causing in increase in pressure within the eye

काँचबिंदु का उपचार मुख्य रूप से दो तरह से किया जाता है—दवाइयों द्वारा और शल्यचिकित्सा द्वारा। दवाइयों द्वारा उपचार में डायमाक्स की गोली दी जाती है और पिलोकार्पीन तथा अन्य कई तरह की आधुनिक दवाएं बहुत उपयोगी साबित हो गई हैं। इन दवाइयों से आँखों से तरल के बहाव में भी सुधार होता है। दवाइयों से आँख का दबाव व तनाव कम होने से नसों पर कमजोरी व सुखाव के नुकसान व दृष्टि कम होने की आशंका नहीं हो पाती है।

इन दवाइयों के कारण ऑपरेशन नहीं करना पड़ता है, दवाइयाँ देने से रोगी के सिर का दर्द खत्म हो पाता है।

उपचार के दूसरे तरीके में ऑपरेशन किया जाता है। ऑपरेशन द्वारा बहाव का नया मार्ग बना दिया जाता है और इससे आँख का तनाव कम हो जाता है। ऑपरेशन कई तरह के होते हैं, पर उनका उद्देश्य एक ही होता है बहाव का नया मार्ग बनाना। ऑपरेशन से यद्यपि जा चुकी रोशनी को वापस नहीं लाया जा सकता है, लेकिन दृष्टि के चले जाने को बचाया जा सकता है। इसलिए शुरू में ही इलाज जरूरी होता है।

सारांश यह है कि सबलबाय या ग्लोकोमा की बीमारी का समय पर इलाज जरूरी होता है और इससे दृष्टि की रक्षा की जा सकती है। दृष्टि हो तो मनुष्य जीवन में बड़ी से बड़ी मुसीबतों का सामना कर सकता है।

20

रेटिना यानी आँख के परदे की बीमारियाँ

रेटिना-टूटना व अलग होना और उसका जोड़ना

आँखों की शल्य चिकित्सा की सभी शाखाओं में से रेटिना यानी दृष्टिपल आँख के परदे के अलग हो जाने की शल्यचिकित्सा पिछले 10 वर्षों में अपनी सर्वोच्च ऊँचाई पर जा पहुँची है। 1930 में प्रोफेसर गोनिन ने पहली बार इलेक्ट्रिक डायाथर्मी द्वारा अलग हो गए रेटिना के उपचार का सुझाव दिया था। गोनिन के दिनों से लेकर अब तक शल्यचिकित्सा के तरीकों में अनेक परिवर्तन हो चुके हैं। परिवर्तन इतने अधिक हुए हैं कि सभी तकनीकों की जानकारी संक्षेप में ही दी जा सकती है। लेकिन आँख की इस बीमारी के होने के कारणों और उपचार की विस्तार से चर्चा जरूरी है।

शल्यचिकित्सा संबंधी बातें

रेटिना दो बुनियादी स्तरों से बनता है। भीतरी स्तर को तंत्रिकादृष्टिपटल (न्यूरो-रेटिनल) अवयव कहा जाता है और बाहरी स्तर वर्णक स्तर कहलाता है। गर्भ के समय आँख में दो स्तरों के बीच संभावित जगह होती है, जो जन्म के तुरंत बाद मिट जाती है। रेटिना का अलग हो जाना वह स्थिति होती है, जब बाहरी स्तर भीतरी स्तर से अलग हो जाता है और ऐसा होने से संभावित जगह फिर से बन जाती है।

चूँकि बाहरी स्तर भीतरी (न्यूरो-रेटिनल) स्तर को रक्त की पूरी पूर्ति और पोषण प्रदान करता है, उनके अलग-अलग हो जाने से अत्यधिक सूक्ष्मग्राही और उपयोगी तंत्रिका-अवयवों को क्षति पहुँचती है। यदि इस अलगाव को लंबे समय तक बने रहने दिया जाता है, व इलाज में देर होती है, तो धीरे-धीरे दृष्टि कम होती जाती है। यदि थोड़े समय के भीतर अलगाव को दूर करके दोनों स्तरों को

पुनः नहीं जोड़ दिया जाता है, तो वह तब तक अलग होता रहता है, जब तक पूरा रेटिना अलग न हो जाए। उस हालत में पूरी दृष्टि खत्म हो जाती है।

यह अलगाव क्यों होता है, यह भी एक रोचक समस्या है। इसे एक रेखाचित्र के द्वारा समझाया जाएगा, जिससे यह स्पष्ट हो जाता है कि भीतरी स्तर में एक छिद्र बन जाता है जो अनिवार्य होता है। छिद्र के होने से संभावित जगह में विट्रियस (काचाभ) तरल रिसने लगता है। जैसे-जैसे ज्यादा विट्रियस तरल अंदर जाता है, वैसे-वैसे भीतरी स्तर गुब्बारे के समान ऊपर उठ जाता है। पशुओं पर किए गए प्रयोगों से यह साबित कर लिया गया है कि एक स्वस्थ रेटिना और स्वस्थ विट्रियस में केवल छिद्र होने से अलगाव नहीं होता है। स्वस्थ विट्रियस के साथ स्वस्थ आँख में पिन की चुभन से या रेटिना के घाव से होने वाला छिद्र तुरंत ठीक होने लगता है और इससे अलगाव नहीं होता है। केवल जब विट्रियस तरल और विकृत होता है, और रेटिना पतला होकर टूट जाता है और अस्वस्थ होता है। तभी एक छोटा छिद्र अलगाव उत्पन्न कर सकता है।

स्वस्थ आँखों में बहुत बड़ा अश्रुजल निश्चित रूप से अलगाव उत्पन्न करता है। अलगाव या वियोजन के बुनियादी कारण हैं रेटिना में छिद्र या दरार और साथ में अस्वस्थ विकृत तरल विट्रियस। एक अस्वस्थ विकृत विट्रियस निम्नलिखित नेत्र-स्थितियों में विभिन्न मात्रा में मौजूद रहता है—

1. उच्च मायोपिआ
2. रेटिना-रेटिनल का पुटी व्यपजनन (सिस्टिक डिजनरेशन)
3. लैंसहीनता (आँख जिसमें से मोतियाबिंदु निकाला जाता है)
4. जराजन्य व्यपजनन—जन्मजात रेटिना कमजोर (सूजन)
5. अंतरक्षि (इण्ट्रा-ऑकुलर) संक्रमण
6. मधुमेह
7. अंतरक्षि (इण्ट्रा-ऑकुलर) चोट।

रेटिना का अलग होना, एक दरार या एक छिद्र ऊपर बताई गई स्थितियों में बहुत सीमा तक संभावित होता है। इसका कारण यह है कि इन स्थितियों में रेटिना पतला और अस्वस्थ होता है।

रेटिना के अलग होने की घटना बताई गई सभी स्थितियों में अधिक होती है, लेकिन यह मायोपिआ में सबसे ज्यादा होती है। (सभी घटनाओं में से 60% मायोपिआ में होती है।)

हमारे देश में अगले सबसे अधिक मामले उन आँखों में लैंसहीनता में होते हैं, जिनसे लैंस निकाल दिया जाता है। (मोतियाबिन्दु ऑपरेशन के बाद)

अभी तक हमने जो चर्चा की है, वह है रेटिना का अलगाव उसके अपने ही स्तरों के भीतर और यह अनिवार्यतः एक छिद्र या दरार के साथ होता है। यह

वियोजन या अलगाव का बुनियादी रूप है और वर्तमान चर्चा में केवल यही महत्त्वपूर्ण है, लेकिन, एक में गौण वियोजन भी होता है, जहाँ पूरा रेटिना किसी छिद्र या दरार के बिना रंजित पटल (कोराइड) से अलग उठ जाता है। यह निम्नलिखित स्थितियों में हो सकता है–

1. कोराइड और रेटिना के बीच में हेमरेज
2. कोराइड के संबंध में वृद्धि
3. रेटिना विट्रियस जेली से अपवर्तन द्वारा दूर खींच लिया जाता है।

अलग हो गए रेटिना को जोड़ने की शल्यक्रिया (मूल)

आइए, अब अलग हो गए रेटिना की स्थिति की समीक्षा करें और पता लगाएँ कि शल्यक्रिया की मदद से क्या किया जाना चाहिए। रेटिना बाहरी स्तर से अलग उठ जाता है और खाली जगह में विट्रियस से रिसाव के द्वारा निकला हुआ तरल भर जाता है।

सरल गतिविज्ञान हमें यह बताता है कि रेटिना के नीचे विद्यमान तरल यदि खींच दिया जाए या बहा दिया जाए तो रेटिना वापस जगह पर आ जाता है। इसे बाहरी स्तर से चिपकाकर बंद कर दिया जाना चाहिए।

जरूरी शल्य प्रक्रिया इस प्रकार है :

1. रेटिना के नीचे के तरल को निकालना।
2. छिद्र को बंद करना।
3. आगे और उठने को रोकने के लिए रेटिना को उसके बाहरी स्तर से चिपकाना। इन बातों को पूरा करने के लिए बहुरूपी प्रक्रियाएँ और तकनीकें अपनाई जाती हैं। इन्हें पूरा करने के लिए हाल ही में कई खोजें की गई हैं, लेकिन उन सबके बारे में यहाँ पर चर्चा करना संभव नहीं है।

तरल का अवशोषण

1. बिस्तर में पूरा आराम।

गंभीरता यहाँ पर अपनी भूमिका निभाती है।

2. यदि प्राकृतिक घटना सफल नहीं होती है, तो श्वेतपटल (स्क्लीरा) पर कुछ छेद किए जाते हैं और तरल बह जाता है।

छेद को बंद करना और रेटिना को चिपकाना

1. **डायाथर्मी जमाव :** विद्युत डायाथर्मी मशीन (प्रमुख) का उपयोग किया जाता है। ठीक तरह से छेद का पता लगा लिए जाने के बाद श्वेतपटल की सतह पर ताप का प्रयोग किया जाता है। ताप क्रिया से पलस्तर हो जाता है।

संभवतः यही सबसे सरल और प्रभावशाली पद्धति है। लेकिन ऐसे कुछ मौके आते हैं जब रेटिना विट्रियस के खिंचाव के कारण अपनी जगह पर वापस नहीं लौटता है। तरल भी शोषित नहीं होता है। इन मामलों में उत्क्रम सिद्धांतों का प्रयोग किया जाता है यानी बाहरी स्तर को खींचा जाता है और रेटिना से चिपकाने के लिए उसे आगे लाया जाता है। इसे रेटिना पर स्क्लीरा **बकलिंग** कहा जाता है। इन प्रणालिओं के नाम हैं :

(**i**) क्रायओकोगुलेशन–(Freeze technic)

(**ii**) Diathermy

(**iii**) लेजर

अपनाई जाने वाली प्रक्रियाएँ नीचे दी गई हैं :

1. स्क्लीरल रिसेक्शन
2. स्कलीरल बकलिंग, इसमें निम्नलिखित का प्रयोग किया जाता है :

(क) सिलिकोन रबर रॉड

(ख) पॉलिविअल इम्प्लाण्ट

(ग) सिलिकोन स्पंज बैण्ड

क्रायओसर्जरी धीरे-धीरे रेटिना के छिद्र को बंद करने और रेटिना को कोराइड में चिपकाने के लिए कोगुलेशन के सबसे सुरक्षित तरीके के रूप में आगे बढ़ती जा रही है। यह कहना अतिशयोक्ति नहीं होगी कि रेटिनल डिटैचमेण्ट की, जो नजर नष्ट कर देने वाला रोग है, शल्यचिकित्सा वर्तमान और भविष्य दोनों के लिए सर्वाधिक सफलता का कार्य साबित हो रही है।

डायाथर्मी व क्रायो बहुत पुरानी पद्धति है। लेजर सबसे नई है। तीनों टेकनिक का अपना-अपना स्थान है। जो सर्जन निर्णय लेता है।

21

वर्णान्धता (कलरब्लाइंडनेस) के लिए जाँच

अन्य किस्म की दृष्टि जिसकी आधिकारिक रूप से जाँच की जाती है, वर्णों यानी रंगों के लिए दृष्टि है। क्या आप मूल रंगों और उनके मिश्रणों को सामान्य रूप से देखते हैं या नहीं? इसके लिए एक पटुतापूर्ण और अत्यंत शुद्धतापूर्ण जाँच होती है, जिसे जापान इशिहारा रंग जाँच कहते हैं और रंगीन चार्टों के इसके सेट की ओर देखने से आपकी सामान्य या त्रुटिपूर्ण रंग दृष्टि की जाँच की जा सकती है। इसे 'इशिहारा बुक ऑफ कलर चार्ट्स' कहा जाता है। (चित्र देखें पृ. 96d)

इन सभी जाँचों का उपयोग रोग के निदान के लिए नेत्र विशेषज्ञ द्वारा सभी नैदानिक जाँचों के लिए किया जाता है। लेकिन इनका उपयोग भारत सरकार की लोक सेवाओं में दृष्टि त्रुटियों का पता लगाने के लिए किया जाता है। इस देश के संविधान द्वारा कठोर और शुद्ध नियम और विनियम निर्धारित किए गए हैं। जो आधिकारिक कर्मचारी इनके अधीन काम करते हैं, उन्हें रोजगार के लिए इन जाँचों को पास करना पड़ता है। ये हैं–

1. शासकीय सेवाएँ जैसे–थल-सेना, नौ-सेना, वायुसेना जैसे पाइलट, नैविगेटर और अन्य।

2. सार्वजनिक रेलें

3. पुलिस और अर्ध सैनिक बल, होमगार्ड आदि

4. सार्वजनिक परिवहन कर्मचारी जैसे–बस ड्राइवर, टैक्सी ड्राइवर, लॉरी और ट्रक ड्राइवर आदि।

जो लोग भी इनमें काम करते हैं, वे अपनी सुरक्षा और अन्य लोगों की सुरक्षा के लिए भी बहुत जिम्मेदार होते हैं। उन्हें आँखों की कठोरतापूर्वक जाँच करानी पड़ती है। उनके रोजगार के लिए मानदंड निर्धारित किए गए हैं। मैं समझता हूँ कि जीवन के सभी क्षेत्रों में कैरियर का चुनाव करने में जब हम कोई निर्णय लेते हैं, तब हमारे लिए उनकी पूरी जानकारी प्राप्त करना महत्त्वपूर्ण हो जाता है।

22
कैंसर और आँख

आँख ही शायद एकमात्र ऐसा अंग है, जिसे प्रकृति ने एक आम रोग के रूप में कैंसर के अभिशाप से बचाकर रखा है। आँख का कैंसर बहुत कम देखा जाता है, लेकिन जिस तरह का कैंसर आँख को प्रभावित करता है, वह इस अर्थ में भयावना है कि उसका एकमात्र उपाय होता है 'आँख को ही निकाल देना।' आँख में होने वाले कैंसर निम्नलिखित प्रकार के होते हैं :

नवजात बच्चों और शिशुओं में

रेटीनोब्लासटोमा या ग्लायोमा के मामले अक्सर देखे जाते हैं। इसमें रेटिना की कोशिकाएँ प्रभावित होती हैं, जो आँख के पीछे होती हैं। बीमारी जन्म से पहले या उसके तुरंत बाद शुरू हो जाती है। बच्चे की आँख की पुतली से सफेद बिल्ली के समान प्रतिवर्त या 'रिफ्लेक्स' नजर आता है। हो सकता है कि प्रारंभिक स्थितियों में इस पर ध्यान ही न दिया जाए। शिशु की आँख की पुतली से होकर आने वाले श्वेत प्रतिवर्त की गहन जाँच किसी नेत्र विशेषज्ञ द्वारा की जानी चाहिए ताकि यह पता लगाया जा सके कि कहीं वह कैंसर के बढ़ने का लक्षण तो नहीं है।

जन्म से ही मोतियाबिंदु-मवाद के साथ एक भीतरी संक्रमण से आँख के भीतर सूजन में इसी तरह की समानता नजर आ सकती है, लेकिन रेटीनोब्लासटोमा का निदान और स्वरूप विलक्षण होता है। जब बच्चा नियंत्रित तथा सो रहा हो, तब अनीस्थीसिया में जाँच द्वारा इसकी पुष्टि हो जाती है, तब इसका पता लगाना अत्यंत दर्दनाक और दुखद होता है। इसमें सामाजिक और भावनात्मक जटिलताएँ उत्पन्न हो जाती हैं। पूरी आँख निकालनी पड़ती है।

वैकल्पिक उपचार है कैंसर की गाँठ की विकिरण चिकित्सा, जिसमें पूरा उपचार नहीं हो पाता है और दूसरे अर्थ में इसके बाद भी दुबारा कैंसर हो सकता है। 25 प्रतिशत मामलों में यह दूसरी आँख को भी प्रभावित कर सकता है। ऐसे सभी

मामलों में दूसरी आँख की नियमित जाँच जरूरी होती है।

दूसरी आँख को निकालने का निर्णय प्रायः स्थगित कर दिया जाता है और आँख को बचाने के लिए जितनी जल्दी बन सके उतनी जल्दी कोबाल्ट विकिरण द्वारा उपचार का प्रयास किया जाता है। यह विकिरण कभी-कभी काम कर लेता है, क्योंकि दूसरी आँख के रोग का पता बहुत जल्दी लगा लिया जाता है।

जिंदगी को बचाने के लिए और मस्तिष्क तक इस कैंसर रोग के फैलाव को रोकने का निर्णय करना शल्यचिकित्सक के लिए अत्यंत दुखद काम होता है। मुझे 25 वर्षों में केवल ऐसे एक मामले को देखने का मौका मिला है और अभी तक मैंने कैंसर के कुल छह मामले ही देखे हैं। ईश्वर को धन्यवाद कि ऐसे मामले बहुत कम होते हैं।

आँख के काले हिस्से (आइरिस कोरॉइड) या कैंसर

यह रोग कोरॉइड आइरिस या क्लियरी बॉडी का मैलेनिन कोशिकाबुर्द (मेलानोमा) कहलाता है। इन सभी में यह रोग हो सकता है। भूरी और काली आँखों में यह बहुत कम पाया जाता है। इसका कारण यह है कि मैलेनिन वर्णक कोशिकाओं की रक्षा करते हैं। इस तरह का कैंसर पश्चिमी देशों में अधिक देखा जाता है। वहाँ हलके रंग की नीली पुतली, हरी पुतली होती है, जिसमें कोई वर्णक नहीं होते हैं। आँख की दृष्टि खत्म हो जाने के कारण विस्तृत जाँच किए जाने पर बुढ़ापे में यह रोग देखा जाता है। रेटिना या पुतली पर एक ठोस ट्यूमर बन जाता है। प्रत्येक मामले में उपचार विकिरण द्वारा या लेजर फोटोकोगुलेशन द्वारा किया जाता है। बिगड़ चुके मामलों में आँख की पूरी पुतली को निकालना पड़ता है।

आँख की पलकों का कैंसर

आँख की पलकों की त्वचा का कैंसर लगातार एक ऐसी मजबूत और ठोस सूजन के रूप में देखा जाता है, जिसमें एक चिपचिपी और अचल त्वचा बन जाती है। इसे गलती से एक सामान्य पुटी या 'सिस्ट' अथवा त्वक्‌वसीय ग्रंथि सूजन समझ लिया जाता है। इस रोग का निदान एक नैदानिक जाँच द्वारा किया जाता है और बाद में विकृति-प्रयोगशाला में बायॉप्सी कराई जाती है। इसका उपचार पलकों के चारों ओर के तत्त्व के साथ गाँठ को निकालकर किया जाता है। इसके बाद में विकिरण चिकित्सा की जाती है और अगले पाँच वर्षों तक समय-समय पर ध्यानपूर्वक जाँच होती रहती है।

23

दुर्घटनाएँ और आँख में चोट लगना

आँखों में कोई भी चोट एक 'संकटपूर्ण स्थिति' है, चाहे वह बिल्कुल मामूली हो या अत्यंत गंभीर। उसकी जाँच तथा व्यवस्था एक विशिष्ट नेत्र क्लिनिक में की जानी चाहिए। दीर्घकालिक जटिलताएँ कई होती हैं, लेकिन यदि उन्हें विशेषज्ञ के हाथों से सँभाल लिया जाए, तो उनमें से अधिकांश को रोका जा सकता है।

आँख के गोले के दृष्टि–हिस्सों जैसे-कॉर्निया, लैंस, विट्रियस, रेटिना और स्क्लीरा में चोट लग जाए और उसकी उपेक्षा की जाती है तथा उसके इलाज में देरी होती है, तो ऐसा अंधापन आ सकता है, जिसे दूर नहीं किया जा सकता है। इसलिए सर्वोत्तम सलाह यही है कि आँख की चोट चाहे बहुत मामूली हो या गंभीर, उसे बिना समय गँवाए विशेष नेत्र क्लिनिक में दिखा लिया जाना चाहिए।

सभी मामलों में क्लोरोमाइसिटीन मलहम लगाया जा सकता है और प्रथमोपचार के रूप में हल्की पट्टी बाँधी जा सकती है।

क्लिनिक में किए गए उपाय नजर और आराम के लिए उपयोगी होते हैं। चोट का कारण होते हैं घूँसों से लड़ाई, गिरना, आग लग जाना, बाहरी चीज का आँख के अंदर चला जाना, पटाखे और फुलझड़ियाँ, हथौड़े और छीलने के उपकरण, कार दुर्घटनाएँ, तीर-बाण और धनुष, कैंची, चाकू की नोकें, कम्पास, एसिड और क्षार फटना, कॉस्टिक सोडा, सीमेंट और कांक्रीट प्रयोगशाला विस्फोटकों का संकेंद्रित एसिड, बल्ब के साथ एसिड जैसे–नाइट्रिक एसिड, एच-सीएल, नैओट, कोट आदि।

चोट लगने के दुष्परिणाम इन रूपों में सामने आते हैं :

ऊपरी कॉर्नियल खरोंच, नेत्रश्लेष्मला कटाव, रक्त निकलना और लाल आँख। भारी दर्द होता है, जलन होती है, चमकदार असर होता है और प्रकाश को गवारा नहीं किया जा सकता है। माइक्रोस्कोप से सही-सही जाँच के बाद उपचार करा लेने से ऐसी चोट पूरी तरह से ठीक हो जाती है। एण्टीबायोटिक मलहम लगाने के बाद कुछ दिनों तक कड़ी पट्टी बाँधने से आराम मिल जाता है और खरोंच ठीक हो जाती है।

आंखें और दुर्घटनाएं

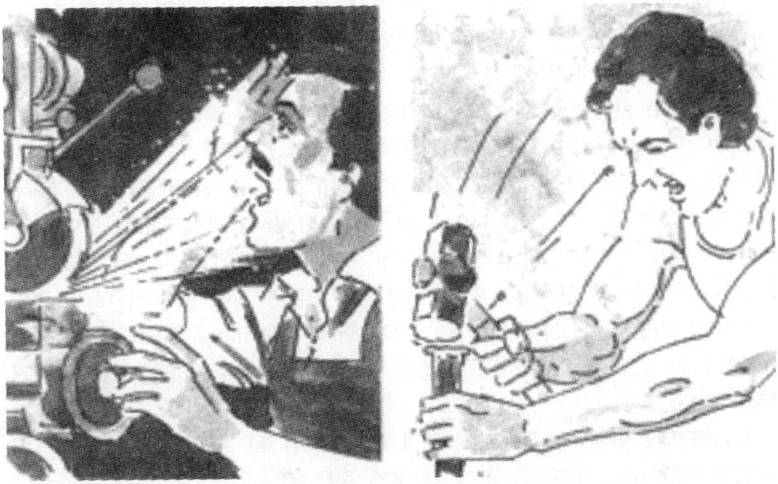

आँखों को दुर्घटनाओं से बचाइए मशीनों से निकलनेवाली चिनगारियाँ आँखों को खतरनाक चोटें पहुँचा सकती हैं और हथौड़े की शक्तिशाली चोट से निकलनेवाले कण भी आँखों को घायल कर सकते हैं।

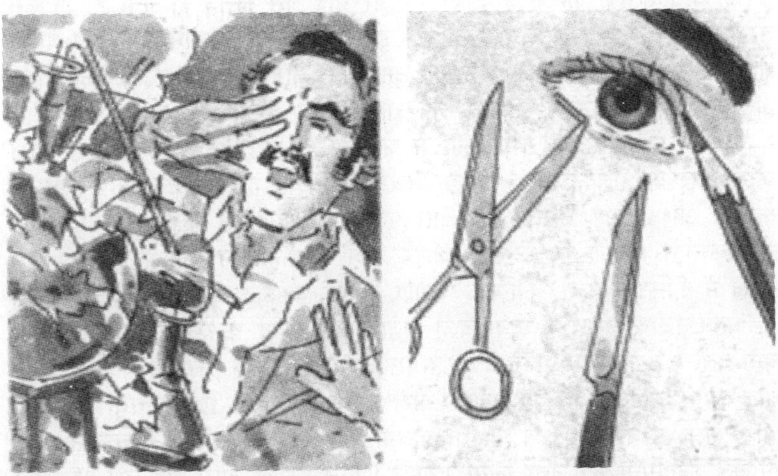

इसी तरह से प्रयोगशालाओं में रासायनिक पदार्थ उछलकर आँखों को नुकसान पहुँचा सकते हैं और तेज औजारों, पेंसिल की नोक आदि भी आँखों के लिए खतरनाक होती है। इसीलिए सावधानीपूर्वक काम कीजिए, आँखों की सुरक्षा कीजिए।

लोहे के टुकड़े, कोयले के टुकड़े, रंग कण के समान बाहरी पदार्थ हवा में उड़ते हुए आँख के भीतर तूफान या हवा बहने के समय या चलती कार से उड़कर चले जाते हैं। इन्हें नेत्र क्लिनिक में एक बाहरी पदार्थ 'स्पड' से निकाल दिया जाता है और कड़ी पट्टी बाँध दी जाती है। सुधार बहुत तेजी से हो जाता है।

नुकीले और तेज धारों वाले सभी औजार तेजी से आँख में लग जाने पर कॉर्निया और स्क्लीरा यानी श्वेतपटल में छेद कर देते हैं। गहराई की मात्रा के अनुसार ही आँख को नुकसान पहुँचता है (देखिए रेखाचित्र)। न केवल कॉर्निया, बल्कि लैंस और विट्रियस में भी छेद हो जाता है और तुरंत ही अपारदर्शिता उत्पन्न हो जाती है। 'नेत्र छिद्रण चोट' कही जाने वाली यह चोट अत्यंत गंभीर नेत्र चोट होती है। यह छेद क्रिकेट की गेंद, भारी पत्थर या घूँसों की खतरनाक लड़ाई से लगी तीव्र भारी चोट से भी हो सकता है। इसकी जाँच कोमलता के साथ की जाती है, नुकसान का शीघ्र पता लगा लिया जाता है और उपचार का निर्णय इस तरह से किया जाता है :

सामान्य भीतरी आराम के साथ केवल कॉर्निया की ऊपरी तरह पर कुछ छेद दवाइयों और पट्टी बाँधने से ठीक हो जाते हैं।

पुतली, लैंस के हिस्सों को बिगाड़ देने वाले गहरे और विस्तृत बिन्दुओं के मामलों को जाँच के लिए अस्पताल में रखा जाता है और यदि नेत्र का गोला नष्ट हो गया है या उसकी दृष्टि वापस लाई जा सकती है—इसके लिए तुरंत शल्यचिकित्सा की जाती है, जिनमें आधुनिक प्रक्रियाओं और उपकरणों का प्रयोग किया जाता है। शल्यचिकित्सक की जाँच के आधार पर यदि लैंस खराब हो गया है, तो उसे तुरंत या बाद में निकाल दिया जाता है। इन गंभीर चोटों के मामले में दृष्टि वापस लाने के लिए शल्यचिकित्सक को अति आधुनिक और उपयोगी इण्ट्रा-ऑकुलर लैंस अंतर्रोपण और कॉर्नियल ग्राफ्टिंग का सहारा लेना पड़ता है।

आग से आँख के गंभीर रूप से जल जाने पर प्लास्टिक सर्जन द्वारा आँख और आँख की पलकों की प्लास्टिक सर्जरी की जाती है। कॉस्टिक सोडा, सीमेंट, कांक्रीट और निर्माण एसिडों तथा क्षार पदार्थों से आँखों के जलने के मामलों को संकटकालीन मामलों के रूप में विशिष्ट नेत्र क्लिनिकों में देखा जाता है। जब आँख में कॉस्टिक सोडा, कॉस्टिक पोटाश, सीमेंट, कांक्रीट, चूना गिर जाता है, तब वह बहुत तेजी से आँख के भीतर चला जाता है और आँख के हिस्सों को 'अपारदर्शी' बना देता है। इसमें प्रथमोपचार का सबसे अच्छा साधन है सिर को तेजी से बहने वाले शॉवर या नल के नीचे रखना और पानी की तेजधार छोड़ना तथा पानी की भारी मात्रा से प्रत्येक कण को धो डालना। इससे नेत्र क्लिनिक पहुँचने से पहले ही कई जिंदगियों को बचा लिया गया है। क्लिनिक में आँख को बार-बार धोने के बाद इंजेक्शनों और स्थानीय मलहमों के माध्यम से प्रयुक्त कॉर्टिजोनों से कॉस्टिक प्रभाव को दूर करने के लिए उपाय किए जाते हैं। यदि दोनों आँखें शामिल हों,

आंखें और दुर्घटनाएं

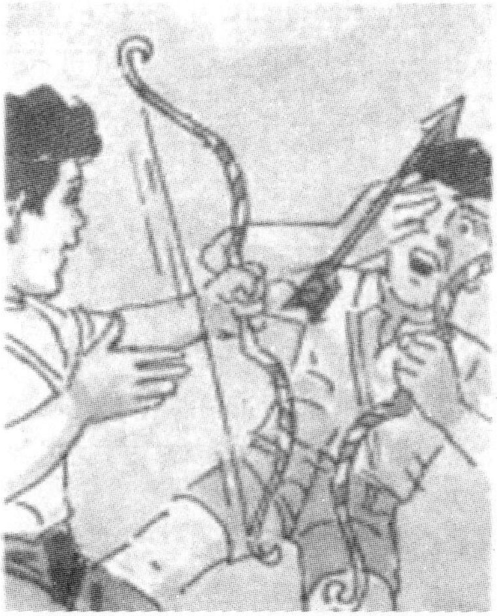

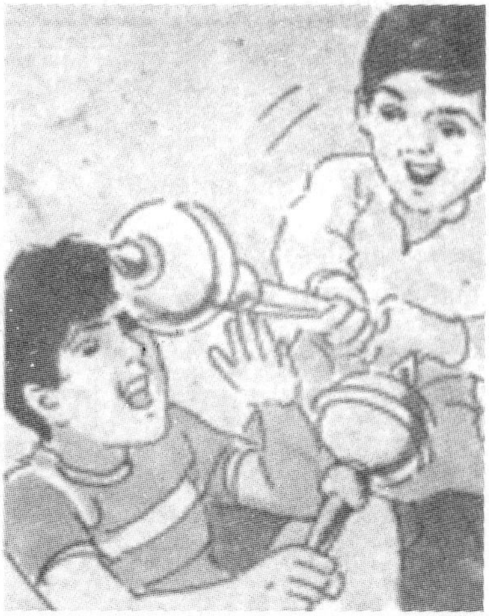

बच्चों के कई खेल आँखों के लिए बहुत खतरनाक होते हैं। बच्चों को इनसें दूर रखिए। जैसे (ऊपर बाएँ) धनुष बाण का खेल, (ऊपर दाएँ) गदा युद्ध, (नीचे बाएँ और दाएँ) पटाखों और फुलझड़ियों का तमाशा आदि। बच्चों की आंखों के संरक्षक बनिए और उन्हें मनोरंजन के हानिकारक खेलों से रोकिए।

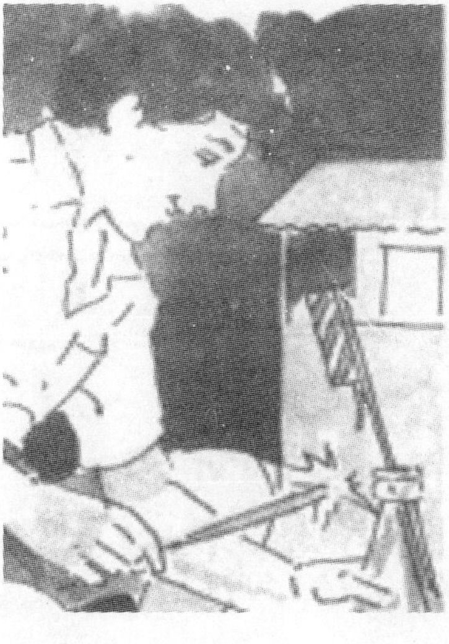

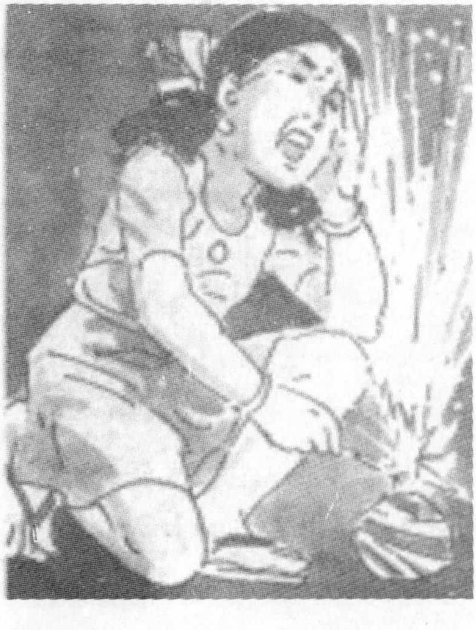

तो रोगी को अस्पताल में भरती करा ही दिया जाना चाहिए।

संकेंद्रित एसिड, एच-सीएल, नाइट्रिक इतने भीतर नहीं भिदते हैं और खतरनाक नुकसान नहीं पहुँचाते हैं, लेकिन उनका उपचार करने में भी कोई कसर बाकी नहीं रखी जाती है।

आँख–अन्दर की कोई कण

आँखों की जाँच करने के लिए निचली पलकों को नीचे खींचें तथा ऊपरी पलकों को पीछे की ओर खींचें। यदि किसी भी पलक में दाग हो तो उसे किसी स्वच्छ कपड़े के कोने से हल्के ढंग से छूकर निकालने का प्रयास करें। यदि दाग आँख के अंदर ही हो तो उसे निकालने का प्रयास न करें। क्लोरोमाइसिटीन मलहम लगाकर आँखों पर पट्टियाँ बाँध दें तथा उस व्यक्ति को चिकित्सक के पास ले जाएं।

24

रक्तचाप, रक्तदबाव और आँख

रक्तदाब एक ऐसा शब्द है जिसका आम आदमी कई तरह से गलत अर्थ लगाता है। यह बात अत्यधिक महत्त्वपूर्ण है और हम सभी को यह मालूम होना चाहिए कि रक्तदाब की सामान्य रेंज प्रत्येक व्यक्ति की आयु, सेक्स और वजन पर निर्भर होती है। रक्तदाब की दो संख्याएँ होती हैं। उच्च संख्या (सिस्टोलिक) कहलाती है और निम्न संख्या को अनुशिथिलन (डायस्टोलिक) कहा जाता है। मैं आपको **सामान्य रेंज बताता हूँ–**

आयु	पुरुष	महिला
20 वर्ष से कम...	140/60	130/50
युवा व्यक्ति–20 से 35 वर्ष	150/60	140/50
अधेड़ आयु–35 से 55 वर्ष	160/70	150/60
वृद्धावस्था–55 से ऊपर	170/80	160/70

महिलाओं में यह निचले स्तर पर रहता है। पतले और कमजोर इन्सानों में यह ताकतवार, सक्रिय व्यक्तियों की तुलना में जो हमेशा कठोर परिश्रम करते हैं, निचले स्तर पर रहता है।

उच्च रेंज का रक्तदाब वह है, जो उक्त सामान्य घटकों से आगे बढ़ जाता है, लेकिन बुढ़ापे की उम्र में सभी व्यावहारिक प्रयोजन के लिए 150 से 170 (सिस्टोलिक) और 60-80 (डायस्टोलिक) का दाब थोड़ा ही ज्यादा होता है या उसका महत्त्व नहीं होता है। लेकिन 180 और 80 से ऊपर का रक्तदाब उच्च होता है और उसके उपचार की जरूरत होती है। मानसिक चिंता, अनिद्रा, क्रोध, लगातार संघर्ष तथा सभी प्रतिकूल परिस्थितियों के मुकाबले जीवित बने रहने के लिए लड़ाई आधुनिक युग में कुछ सीमा तक इस रेंज को प्रभावित करती है। लेकिन रक्तदाब की सचमुच में वृद्धि करीब-करीब हमेशा हृदय (हार्ट) और वृक्क (किडनी) पर असामान्य तनाव के कारण होती है। बढ़ा हुआ रक्तदाब इन अंगों में कहीं-न-कहीं

होने वाली किसी खराबी का अंतिम परिणाम होता है। बुढ़ापे की उम्र में हृदय और उसकी रक्त वाहिकाओं को और वृक्क की जाँच नियमित रूप से करनी जरूरी होती है। युवा आयु में और बच्चों में असामान्य सीमा वाला रक्तदाब मस्तिष्क की बीमारी, हार्मोनों और साथ-साथ ऊपर बताए गए अन्य अंगों की बीमारी के कारण होता है। वाहिकाओं का कठोर हो जाना, कोलेस्ट्रॉल का बढ़ जाना आदि आमतौर पर सुने जाने वाले शब्द हैं। ये हृदय का तनाव बढ़ाते हुए रक्तदाब उत्पन्न करने वाले पूर्वनिर्धारक घटक हैं।

बढ़े हुए रक्तदाब से आँख कैसे प्रभावित होती है?

किसी व्यक्ति में लंबे समय तक बना रहने वाला उच्च रक्तदाब रेटिना की रक्त वाहिकाओं को प्रभावित करता है, जिससे रक्त प्रसार की कमजोरी, कठोरपन और दृष्टि की कमी आ जाती है। रेटिना, जो दृष्टि का सबसे महत्त्वपूर्ण हिस्सा है, कमजोर हो जाता है। यदि रक्तदाब 210, 220, 230 और 110, 120, और 140 की रेंज में बहुत ऊँचा होता है, तो इससे रेटिना पर खून उतर सकता है और इससे दृष्टि बंद हो सकती है।

यदि आँख की शल्यचिकित्सा की जानी है, तो उच्च रक्तदाब की बात बहुत महत्त्वपूर्ण बन जाती है। ऑपरेशन के समय या उसके बाद में रक्तस्राव को टालने के लिए शल्यचिकित्सक हमेशा एक सामान्य रक्तदाब को अनिवार्य मानेगा। कई मामलों में एक ऐसा भ्रम बना हुआ है कि उच्च रक्तदाब का संबंध आँख के ग्लोकोमा में उच्च तनाव. से जुड़ा होता है। यह पूरी तरह से एक गलत विचारधारणा है, शरीर के रक्तदाब के स्तर का आँख (ग्लोकोमा) के रोगियों के दाब से कोई प्रत्यक्ष संबंध नहीं होता है।

25

मधुमेह और आँख

शरीर की रक्तवाहिनियों में या खून में शक्कर की मात्रा नियम से ज्यादा हो जाने पर, उसे मधुमेह कहा जाता है। नियम है खाली पेट के खून में 90 से 100 ग्राम और खाने के दो घंटे बाद 120-140 ग्राम। मधुमेह से ग्रस्त 25-30 प्रतिशत व्यक्तियों को 10 या 12 वर्षों के उपरांत आँख के रोगों का सामना करना पड़ता है यदि वे मधुमेह पर नियंत्रण नहीं रख पाते हैं! यह एक कटु सत्य है।

यह बात भी सही है कि मधुमेह को अनुभवी चिकित्सक के मार्गदर्शन में नियमित आहार, व्यायाम और समय पर जाँच के साथ कठोरतापूर्वक नियंत्रित कर लिया जाए, तो आँख सुरक्षित रहती है। उस पर कोई असर नहीं होता है। उच्च रक्तचाप यानी हाइपर्टेन्शन, हृदय रोग, शराब, तम्बाकू के व्यसन से उत्पन्न बीमारियों को भी सँभाल लेने से मधुमेह ग्रस्त व्यक्ति हमेशा के लिए अच्छी दृष्टि के साथ अपना जीवन बिता सकते हैं।

इसलिए एक स्वस्थ आँख एक स्वस्थ मधुमेही व्यक्ति के साथ-साथ पूरी जिंदगी अपना काम करती रहती है, लेकिन अनियंत्रित मधुमेह जिसके साथ उच्च रक्तचाप और अन्य शारीरिक विकार होते हैं, लंबे समय में 15-20 प्रतिशत व्यक्तियों में आँख की कमजोरी उत्पन्न कर देता है। यह एक वैज्ञानिक तथ्य है। मालूम हुआ है कि 8-10 वर्षों की अवधि का मधुमेह रोग आँखों को प्रभावित करता है। सबसे आम प्रभाव दृष्टिपटलीय यानी रेटिना के रक्तस्राव अर्थात् हेमरेज की जटिलताओं और शिराओं के थ्रोंबोसिस के कारण रक्तवाहिकाओं से रिसाव के रूप में सामने आता है। दूसरा असर होता है मोतियाबिंदु और तीसरा प्रभाव होता है चश्मे के नंबर में परिवर्तन। इन तीनों जटिलताओं से दृष्टि कम हो जाती है।

लेजर द्वारा उपचार

यदि समय पर ध्यान नहीं दिया गया, तो दृष्टिपटल यानी रेटिना पर खून

उतरता है और क्रमशः गंभीर होता जाता है। रिसावों यानी हेमरेज को नियंत्रित करने के लिए कई उपचार और दवाइयाँ उपलब्ध हैं। हाल ही में सबसे महत्त्वपूर्ण प्रगति हेमरेज के स्थलों को लेजर किरण से बंद कर देने के रूप में सामने आई है। जो मामले रक्तस्राव से अंधे हो जाते हैं, उन्हें अब लेजर से अधिक अच्छा उपचार निश्चित रूप से मिल सकता है। यह मशीन महँगी है और केवल बड़े-बड़े नेत्र चिकित्सालयों में उपलब्ध है। इस पर काम करने और अच्छे परिणाम प्राप्त करने के लिए विशेषज्ञ जरूरी होते हैं। (लेजर का अध्याय जरूर पढ़ें। मोतियबिन्दु और मधुमेह की चर्चा मोतियाबिंदु से संबंधित अध्याय में की गई है)।

यह देखा गया है कि मधुमेह में शक्कर या शर्करा के स्तर में वृद्धि आँख में अपवर्तक (रिफ्रैक्टिव) शक्ति का परिवर्तन उत्पन्न करती है। चश्मे की जरूरत तेजी से काफी बदल जाती है। कई बार मधुमेह का पता रक्त शर्करा अन्वेषणों के बाद ऐसे खतरे के संकेत द्वारा चलता है। एक बार मधुमेह को नियंत्रित कर लिया जाए तो दृष्टि-शक्ति बनी रहती है। यह पाया गया है कि मधुमेहग्रस्त व्यक्ति का शर्करा स्तर नियंत्रण में बना ही रहना चाहिए।

BOMBAY HOSPITAL & MRC

DEPARTMENT OF DIETETICS

ADVISED : DIABETIC DIET

1600 CALS
50gms PROTEINS

MORNING (7.30 AM)	:	1 CUP TEA (NO SUGAR, NO CREAM) (USE 1/4 CUP MILK IN TEA, NO CREAM) (AVOID BREAD, BISCUITS IN THE MORNING)
BREAKFAST (8.30 AM)	:	I CUP MILK (NO SUGAR, NO CREAM) 1 KATORI POHA/UPMA/DALIYA/SEVIYAN/2 IDLIS/4-5 PCS DHOKLA/2 KHAKHRAS (DRY)*/1 CHAPATI (DRY)*/ ½ KATORI SPROUTS*
MORNING 10.30	:	1 GLASS SOUP OR 1 FRUIT (½ APPLE/1 ORANGE/ 1 MUSAMBI/ 1 PEAR/1 PEACH/ 1 GUAVA/ 2 PLUMS/ 2 SLICES PAPAYA OR WHATERMELON)
LUNCH	:	SALADS IN PLENTY (BEET, CABBBAGE, CAPSICUM CARROT, CUCUMBER, ONION, RADISH, TOMATO, 2 FLAKES GARLIC) 2 CHAPATIS (DRY) ½ KATORI RICE 1 KATORI DAL/ ½ KATORI SPROUTS* 1-2 KATORI VEGETABLE 1 KATORI CURD / VEG. RAITA/KADHI/BUTTERMILK* OR 2 EGGWHITES ONLY OR 2 SLICES FISH OR 1 PIECE CHICKEN (NO SKIN)
AFTERNOON SNACKS (3.30 PM)	:	1 CUP TEA (NO SUGAR, NO CREAM) SNACKS SAME AS BREAKFAST/1KATORI KURMURA+ ROASTED CHANA*/1 BROWN BREAD SANDWICH/ 1 KATORI ROASTED POHA-CHIWDA (NO GROUNDNUT, NO COCONUT)
EVENING (6.30 P.M)	:	1 GLASS SOUP
DINNER (8.30 PM)	:	SAME AS LUNCH (SALADS IN PLENTY)
NOTE	:	1) NO BEDTIME MILK 2) AVOID SUGAR, HONEY, JAGGERY, SWEETS, SAGO, MAIDA, DRY FRUITS, FRUIT JUICES, COCONUT WATER. 3) AVOID PAPAD, PICKLES, CHUTNEYS, FARSAN, FRIED ITEMS, BAKERY PRODUCTS, BAKING SODA/POWDER 4) AVOID POTATO, SURAN, ARBI, SWEET POTATO. AVOID MANGO, BANANA, CHICKOO, CUSTARD-APPLE. *(*TO BE SUPPLIED BY RELATIVES)*

26

शराब पीने और तम्बाकू सेवन से होने वाले नेत्र रोग

हम सभी के लिए जानना बहुत जरूरी है कि यदि अधिक मात्रा में शराब पी जाती है और तम्बाकू का सेवन किया जाता है, तो यह न केवल स्वास्थ्य के लिए हानिकारक है बल्कि इससे कभी ठीक न होने वाला अंधापन भी आ सकता है। प्रत्येक व्यक्ति को इस चेतावनी का अर्थ यह नहीं लगाना है कि दोनों का सेवन एकदम बंद कर देना चाहिए, पर हर समय इनके सेवन के प्रति पूर्णतः सतर्क रहना जरूरी होता है।

आइए, मैं दो उदाहरणों से यह बताना चाहता हूँ कि ऐसा क्यों होता है। पहली बात यह है कि सबसे अच्छी शराब को भी लंबे समय तक पीने से तंत्रिकाओं में एक शोथ उत्पन्न हो जाती है, जो आँखों के चलने-फिरने को नियंत्रित करती है। अन्तिम अवस्था में यह दृष्टितन्त्रिका शोथ का कारण बन जाती है। दूसरे मामले में देशी शराब यानी मेथिल एल्कोहल के मिश्रण के साथ कच्ची और दूसरी घटिया शराब पीने से दृष्टि तुरंत ही या हमेशा के लिए खत्म हो जाती है। देशी शराब पीने से गाँवों में भारी संख्या में लोगों के अंधे होने की खबरें हम अक्सर पढ़ते ही रहते हैं।

शराब से होने वाली ये दो चरम प्रकृति की क्षतियाँ हैं। इससे आँख और मस्तिष्क की शिराएँ सूख जाती हैं। इस नैदानिक रूप से विषज मंददृष्टिता यानी टॉक्सिक एम्ब्लायोपिया अथवा शराब शोथ कहते हैं। तम्बाकू इस व्यसन और इसकी आदत डालने वाली बुराइयों में एक नुकसानदेह भूमिका निभाती है। जो व्यक्ति बहुत शराब पीता है, वह अक्सर धूम्रपान भी करता है। पार्टियों में जाने वाले लोग अक्सर दोनों आदतों के व्यसनी होते हैं। दोनों ही चीजें दृष्टितन्त्रिका को क्षति पहुँचाती हैं—शराब स्प्रिट के तत्त्व से और तम्बाकू निकोटीन नामक जहर से। उनमें

तन्त्रिका को प्रभावित करने वाला एक अतिरिक्त विष होता है। आँख धीरे-धीरे आंशिक रूप से कमजोर हो जाती है। इनका व्यसन अंधेपन तक की स्थिति ला देता है। इसीलिए खतरे के संकतों को हमेशा समझते हुए इन दोनों चीजों के व्यसन से दूर ही रहना चाहिए।

शराब और तम्बाकू का रिश्ता अटूट है। इसका व्यसनी खाना कम खाता है। सही खुराक और पौष्टिक भोजन की कमी से आँखों और दिमाग की नसें ही कमजोर नहीं होती हैं, बल्कि शारीरिक शक्ति भी शिथिल हो जाती है। अंत में हृदय और लीवर भी कमजोर हो जाते हैं। शराब का असर धीरे-धीरे जहर में बदल जाता है। इसे छोड़ने के लिए सही इलाज कराना और डॉक्टरी सलाह के केंद्र की सहायता लेना बहुत जरूरी है।

27

परिवार नियोजन और आँख

यह विषय मेरे पाठकों के लिए अनिवार्य है, क्योंकि यदि ध्यान नहीं दिया गया तो आँख की निम्नलिखित बीमारियाँ और समस्याएँ बच्चों को विरासत में मिलती हैं।

मायोपिआ यानी निकटदृष्टिता

यदि माता-पिता दोनों काफी बड़े पैमाने पर निकटदृष्टिता –4 से –6 के होते हैं, तो सभी बच्चे निकटदृष्टिदोष से ग्रस्त होंगे और निश्चित रूप से उन्हें चश्मा लगाना पड़ेगा। लेकिन यदि केवल माँ को या पिता को ही निकटदृष्टिता है, तो विरासत के अनुसार उनके बच्चों को चश्मा लगाना पड़ सकता है या वे इससे बच भी सकते हैं उन्हें छोटे परिवार की ही योजना बनानी चाहिए। मैं सभी माता-पिताओं को यह विनम्र सलाह देता हूँ कि उन्हें निकटदृष्टिता वाले बच्चे का विवाह-संबंध उन परिवारों में करना चाहिए, जो इस दोष से ग्रस्त नहीं हैं। यह बात कठोर लग सकती है, लेकिन व्यवहार में सुखद पारिवारिक जीवन में इससे निश्चित रूप से संतोष व सुख मिलता है।

रेटिना (दृष्टिपटल) का रोग

जन्म से ही रेटिना के सुखाव (एट्रोफिक) रोग से ग्रस्त रोगियों को छोटा परिवार ही रखना चाहिए।

भैंगापन

ऐसी संभावना होती है कि एक या दोनों आँखें बचपन से ही भैंगेपन से ग्रस्त माता-पिता भैंगापन लिए हुए बच्चे को जन्म दे सकते हैं। यदि ऐसा है, तो परिवार का नियोजन छोटे रूप में किया जाना चाहिए। छह माह या एक वर्ष

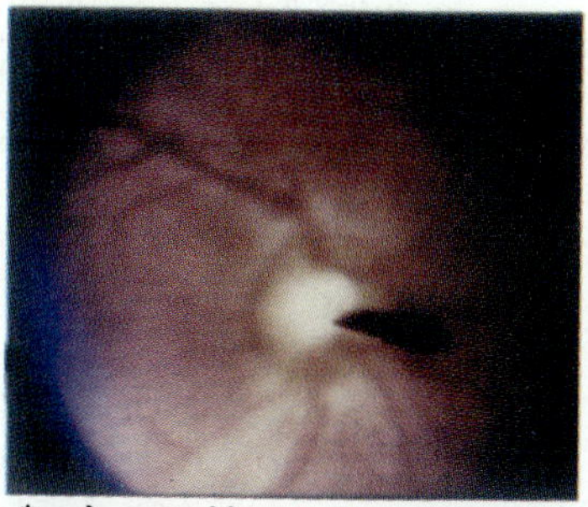

आँख के अन्दर लोहे का टुकड़ा *(ऑपरेशन के पहले)*

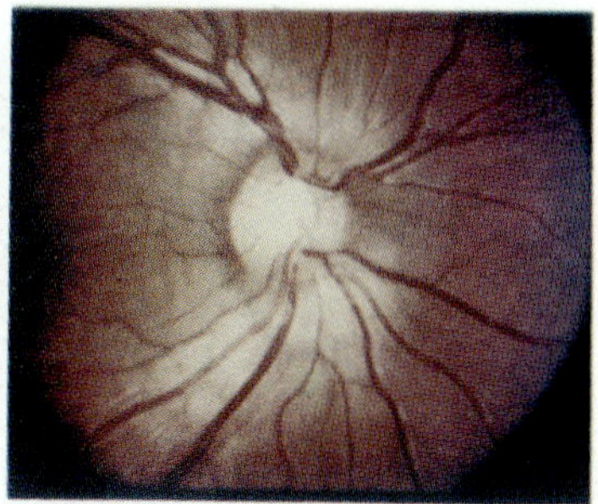

आँख के परदे का टूटना (ऑपरेशन के बाद)

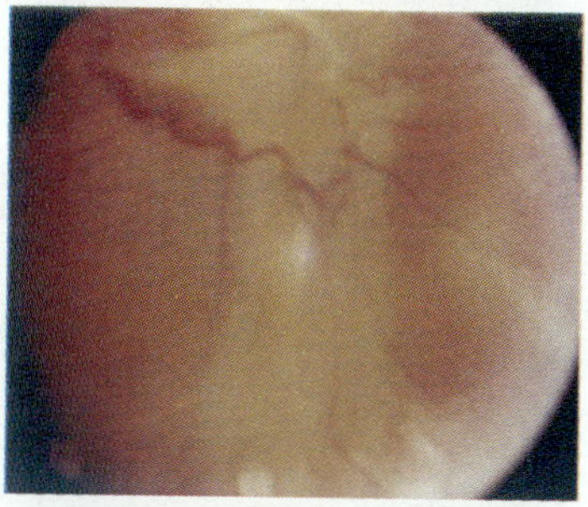

टूटा परदा

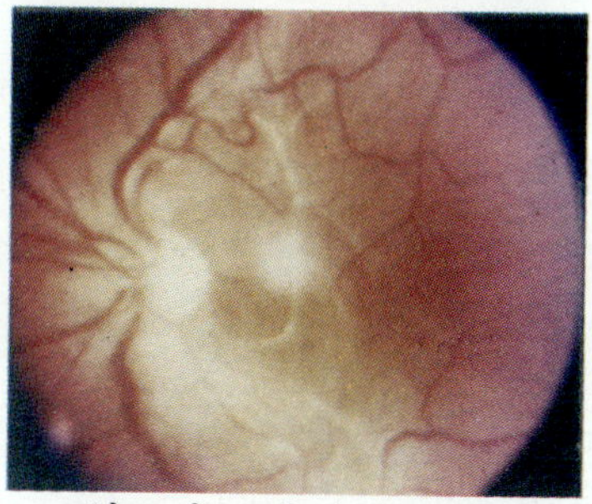

ऑपरेशन के बाद में जोड़ दिया परदा

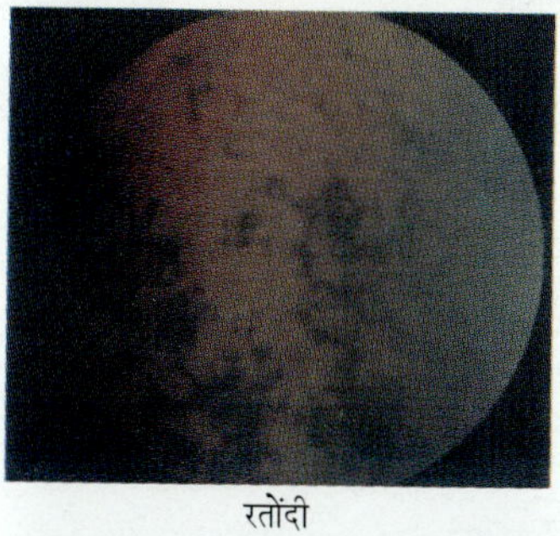

रतोंदी

(संदर्भ : पृष्ठ संख्या-94)

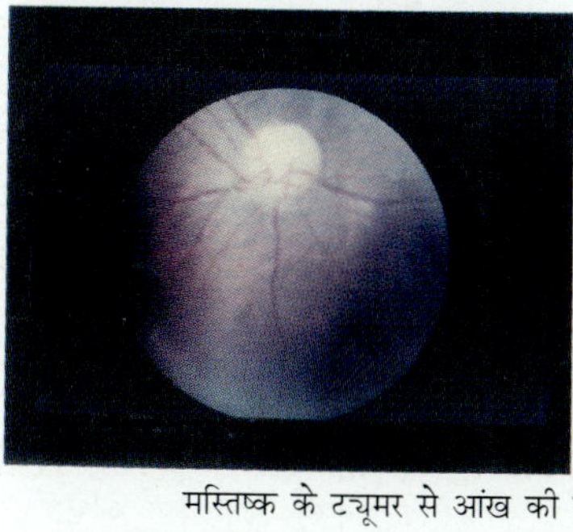

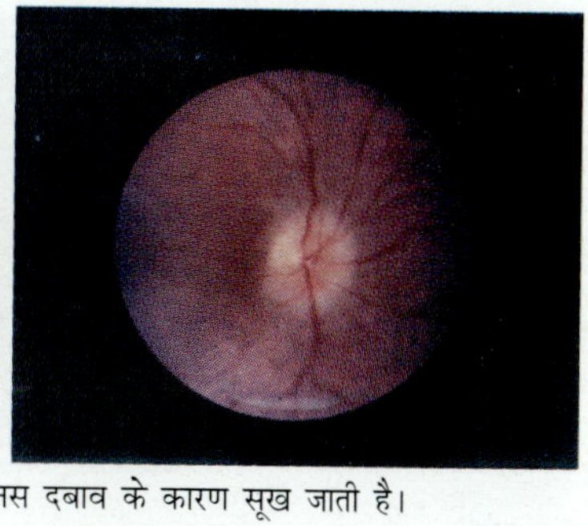

मस्तिष्क के ट्यूमर से आंख की नस दबाव के कारण सूख जाती है।

(संदर्भ : पृष्ठ संख्या-95)

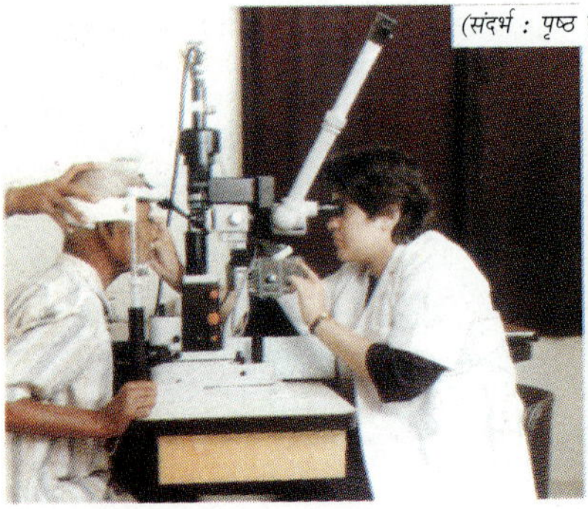

Argon Laser (Coherent) द्वारा
रेटिना की बीमारी का इलाज

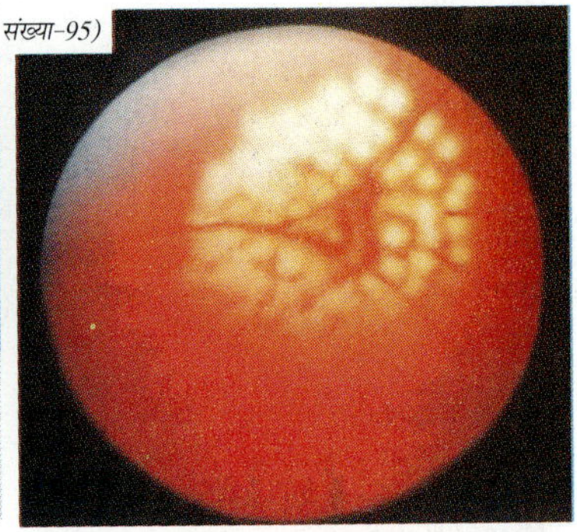

Argon Laser Spots

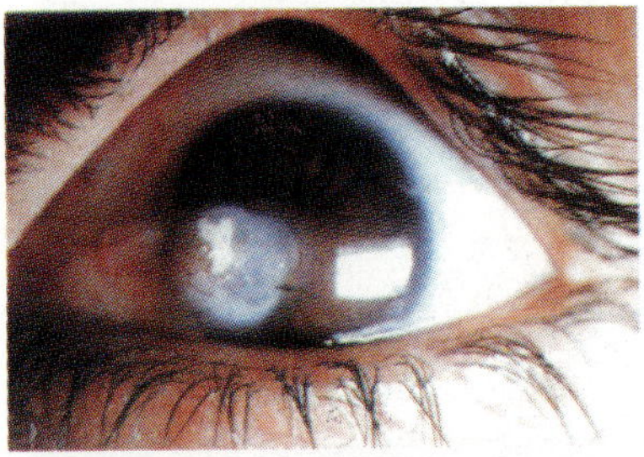

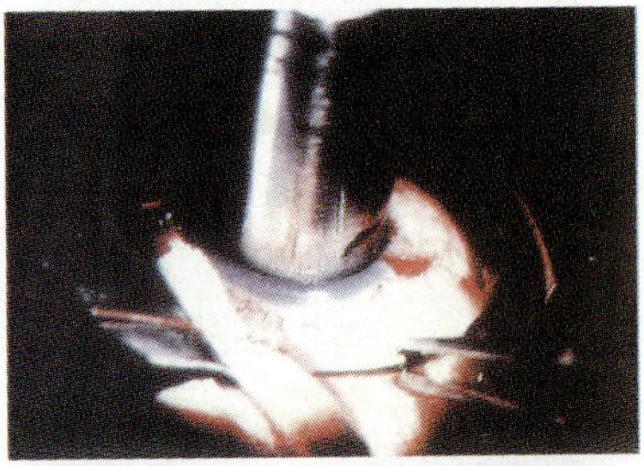

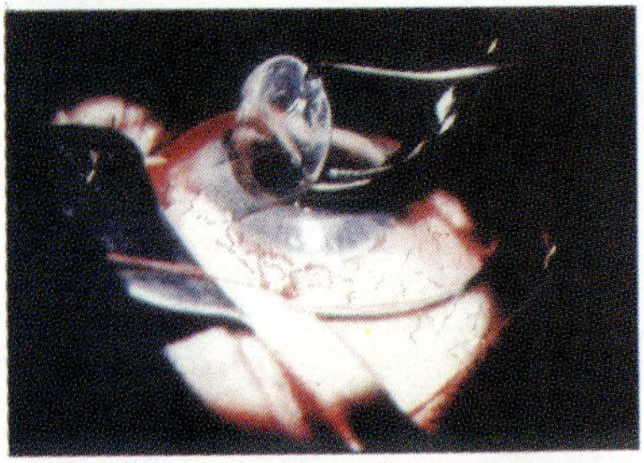

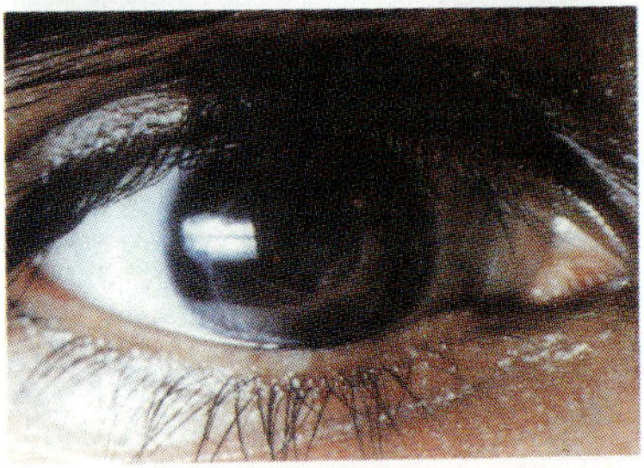

कॉर्निया प्रतिरोपण : शल्यचिकित्सा व नेत्र बेंक *(संदर्भ : पृष्ठ संख्या-131)*

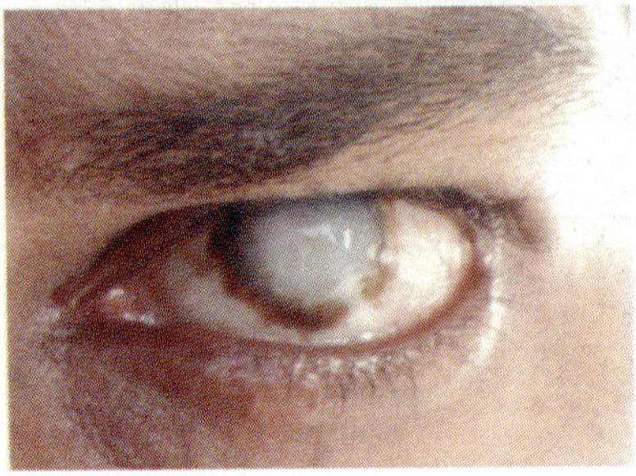

कार्निया प्रतिरोपण : ऑपरेशन के पहले

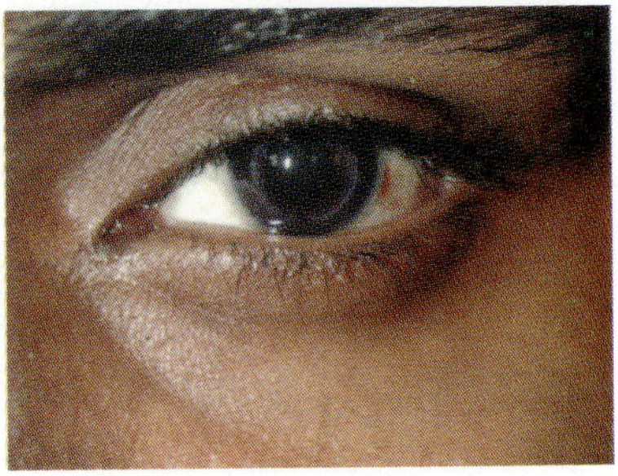

कार्निया प्रतिरोपण : ऑपरेशन के बाद

की उम्र में बच्चे को भेंगेपन की जाँच करने वाले क्लिनिक में दिखाया जाना चाहिए। मैं इस बात की ओर ध्यान दिलाना चाहता हूँ कि भेंगेपन की पारिवारिक विरासत करीब 20 प्रतिशत मामलों में देखी जाती है।

रतौंधी (नाइट ब्लाइंडनेस)

रतौंधी की बीमारी एक दुर्भाग्यपूर्ण व्याधि है, जो काफी देखी जाती है और अक्सर बच्चों को प्रभावित करती है। इसमें रात को या अन्धेरे में धीरे-धीरे बहुत कम दिखता है। यह बीमारी प्रारंभिक या बाद की उम्र में निश्चित रूप से प्रभावित करती है। इसका कोई निश्चित उपचार नहीं है। परिवार नियोजन का रास्ता अपनाने की ही सबसे अधिक सलाह दी जाती है।

रेटीनोब्लाटोमा या ग्लायोमा (आँख का कैंसर)

बच्चे में संकेत यह है कि अन्य बच्चे पर सावधानीपूर्वक नजर रखी जानी चाहिए या उपयुक्त गर्भनिरोधक के उपयोग द्वारा परिवार नियोजित किया जाना चाहिए। (देखिए अध्याय : कैंसर और आँख)।

28

स्वस्थ आँखों के लिए भोजन और पोषक तत्त्व

लगभग सभी रोगियों द्वारा मुझसे पूछा जाने वाला एक आम प्रश्न यह होता है कि उन्हें अपनी आँखों को स्वस्थ रखने के लिए कैसा भोजन करना चाहिए? यह बहुत तर्कपूर्ण प्रश्न है और इसका उपयुक्त उत्तर अवश्य दिया जाना चाहिए।

सामान्य स्वास्थ्य के लिए जिस संतुलित भोजन की सिफारिश की जाती है, वही भोजन आँख के सभी हिस्सों को स्वस्थ रखने के लिए भी जरूरी होता है। मांसाहारी और शाकाहारी भोजन का एक संतुलित भोजन भारतीय खाद्यपदार्थों के लिए भी विश्व स्वास्थ्य संगठन द्वारा बताया गया है। लेकिन सभी बातों को ध्यान में रखते हुए शाकाहारी लोगों के लिए दूध, बड़ी मात्रा में हरी सब्जियों का सलाद और फल अनिवार्य रूप से विशेष चीजें हैं। मांसाहारी लोगों के लिए मछली, अण्डे, मेमने का मांस और चिकन अच्छे होते हैं। मैं गाजर के रस के बारे में पाठकों का ध्यान विशेष रूप से आकृष्ट करता हूँ।

गाजर और गाजर के रस के बारे में भ्रम

स्वस्थ आँखों के लिए गाजर के रस और गाजर के बारे में आमतौर पर एक भ्रम बना हुआ है। गाजर के उपयोग का तर्क यह है कि इसमें विटामिन 'ए' होता है और वह आँखों को स्वस्थ रखने में मदद पहुँचाता है। लेकिन यह तर्क चश्मा लगाने वाले व्यक्ति के साथ एक सनक बन गया है। उनमें से कुछ लोगों ने रस के रूप में कई किलो गाजरों का उपयोग किया है, जो पूरी तरह से भ्रांतिपूर्ण है। सामान्य और स्वस्थ शरीर विटामिन 'ए' की अपनी मात्रा खुद ही बना लेता है और उसमें दूध, फल, हरी सलाद जिसमें गाजर भी शामिल है के संतुलित भोजन द्वारा वृद्धि होती है।

जरूरत से ज्यादा गाजर का उपयोग बिल्कुल गलत है। यह रूढ़िवादी परम्परा पर आधारित भ्रांति है।

DISTRIBUTION OF TOTAL DAILY FOOD ALLOWANCES
(WHO)

Vegetarians		*Non-vegeterians*	
Morning Tea (Breakfast)		As for the vegetarian	
Tea/Coffee			
Milk	2 oz.		
Bread/Chapati	3 oz.		
Butter/Ghee	1/2 oz.		
Fruit (one)	If desired		
Egg (one)			
Noon Meal		*Noon Meal*	
Cereals		Cereals	
Rice	2 oz.	Rice	2 oz.
Chapati	3 oz.	Chapati	3 oz.
Pulses	1 1/2 oz.	Pulses	1 1/2 oz.
Vegetables		Vegetables	
Root vegetables	2 oz.	Root vegetables	2 oz.
Other vegetables	3 oz.	Other vegetables	3 oz.
Curd/Milk	6 oz.	Meat/Fish	3 oz.
Afternoon Tea		*AfternoonTea*	
Tea/Coffee/Milk	2 oz.	As for the vegetarian	
Snacks			
Cereals	1 oz.		
Pulses	1 oz.		
Evening Meal		Evening Meal	
Cereals		As for the vegetarin	
Rice	2 oz.		
Chapati	3 oz.		
Pulses	1 1/2 oz.		
Vegetables			
Leafy vegetables	3 oz.		
Root vegetables	2 oz.		
Curd / Milk	6 oz.		

29

काजल, सुरमा और आँख की अन्य सौंदर्य वस्तुओं का उपयोग

काजल का उपयोग वेदों और पुराणों के दिनों से चली आ रही हमारी परम्परा और संस्कृति का अंग है। इसका उल्लेख पौराणिक कथाओं के धार्मिक कृत्यों में किया गया है। प्रत्येक नवजात शिशु को काजल लगाया जाता है और परिवार में यह क्रम चलता ही रहता है। विशेष रूप से महिलाओं में सुरमे का उपयोग वयस्कों में आँखों की सफाई के उद्देश्य से किया जाता है।

यदि इनका उपयोग बीमार आँख और आँख के अन्य रोगों के इलाज के तरीके के रूप में किया जाता है, तो यह एक खतरनाक स्थिति है। मैं दृढ़तापूर्वक महसूस करता हूँ कि उनका उपयोग पूरी तरह से बंद कर दिया जाना चाहिए। वे प्राचीन काल में स्थानीय नेत्रबिंदुओं और मलहमों के अभाव में एण्टिसेप्टिकों और सफाई की वस्तु के स्रोत थे। आधुनिक युग में उनके उपयोग का कोई संकेत या तर्क नहीं नजर आता है। यदि काजल को घरेलू दीपक से शुद्ध बनाया जाता है, तो उसमें कार्बन होता है। जब तेल के साथ. इसका उपयोग किया जाता है, तब बच्चों की सुंदरता के लिए यह अच्छा है, लेकिन इसका कोई मूल्य नहीं है। सुरमे में सीसा अंजन, मैगजीन और अन्य विषैले रसायन होते हैं जो दीर्घकाल में विष साबित होते हैं।

आँखों पर आई लाईनर, मार्कर, किस्म-किस्म के पेण्ट का प्रयोग सौंदर्य के अनुकूल कभी-कभी ही करना चाहिए। इसकी आदत आँख के लिए प्राकृतिक कभी नहीं होती न ही उनसे एलर्जी के लक्षण बढ़ते हैं।

30

टी. वी., वीडियो, सिनेमा का परदा और आँख

टी. वी. और वीडियो फिल्में जो हाल के समय में नवयुगीन संस्कृति का एक हिस्सा बन गई हैं, अपने साथ कई अज्ञात तथ्यों को लेकर आई हैं। इनमें सबसे महत्त्वपूर्ण यह है कि वे सामान्य स्वस्थ आँखों पर क्या प्रभाव डालती हैं? इसी तरह का एक और प्रश्न माता-पिता यह कहकर पूछते हैं कि चूँकि उनका बच्चा लगातार टी. वी. देखता रहता है, तो यह उसकी आँख को कितना नुकसान पहुँचा सकता है। सामान्यतः कई माता-पिता यह मान ही लेते हैं कि टी. वी. और वीडियो आम तौर पर आँख के लिए नुकसानदेह होते हैं। जिन बच्चों को चश्मा लग जाता है, उनके लिए टी. वी. और वीडियो को ही मूल कारण समझा जाता है। यदि आँख लाल हो जाती है या उसमें दर्द होता है, तो इसका कारण भी टी. वी. आदि को देखना ही मान लिया जाता है।

मैं सभी माता-पिताओं का ध्यान इस बात की ओर पुनः खींचना चाहता हूँ कि टी. वी., वीडियो और सिनेमा देखना किसी 'सामान्य और स्वस्थ आँख' के लिए मना नहीं है। आँख के लिए बुरी बात यह है कि कई बार इन्हें गलत दूरी पर, कमजोर प्रकाश में और गलत ढंग से बैठ कर देखा जाता है। टी. वी. वीडियो और फिल्म ऐसी आँख के लिए नुकसानदेह हैं जो पहले से ही कमजोर और बीमार हैं तथा उसके सुधार के लिए उपचार जरूरी है। उदाहरण के लिए, यदि किसी व्यक्ति को चश्मे की या संक्रमण के लिए आँख के उपचार की जरूरत है, उसे तब तक तनाव नहीं डालना चाहिए और टी. वी. नहीं देखना चाहिए, जब तक कि वह चश्मा लगाकर आपनी सामान्य दृष्टि वापस नहीं पा लेता है और पूरा उपचार करा लेता है। जिस व्यक्ति की आँख का ऑपरेशन होता है, उसे टी. वी. देखने से पहले विशेषज्ञ की अनुमति प्राप्त कर लेनी चाहिए। संक्षेप में, एक सामान्य और स्वस्थ आँख को टी. वी., वीडियो और फिल्म की भव्यता को देखने का आनंद अवश्य उठाना चाहिए। ज्ञान और मनोरंजन की दुनिया में प्रगति के लिए ही उनकी

वैज्ञानिक रूप से खोज की गई है और यह ध्यान रखा गया है कि इसकी किरणें व इसका देखना किसी भी मानदंड से हानिकारक न हो। उन्हें काम में लाया जाने लगा है। टी. वी. देखने के लिए सामान्य दूरी नीचे लिखे अनुसार है :

एक टी. वी. सेट को इंचों में उसके परदे को आधा करके और उस संख्या को फीट में बदल कर उतनी दूरी से देखा जाना चाहिए।

जैसे 21" आकार के परदे का टी. वी. 10 फीट की दूरी से ही देखा जाना चाहिए ।

26" या 29" आकार के परदे का टी. वी. 14 फीट की दूरी पर देखा जाना चाहिए।

12" आकार के परदे का टी. वी. 6 फीट की दूरी पर से देखा जाना चाहिए और इसी तरह से अन्य दूरियाँ तय की जानी चाहिए।

टी. वी. की ऊँचाई आँख के स्तर पर रखी जानी चाहिए और परदे से निकलने वाली हलकी विकिरण किरणों को पकड़ने के लिए परदे के सीधे ऊपर कमरे में साफ प्रकाश रखा जाना चाहिए। अँधेरे घर में टी. वी. देखना गलत है। कई व्यक्तियों में टी. वी. के चित्रों को साफ-साफ न देख पाने की अक्षमता पहली बार उनका ध्यान इस ओर खींचती है कि उनकी आँखों की जाँच उपचार किसी विशेषज्ञ द्वारा की जानी चाहिए।

31

कम्प्यूटर, टेलीविजन और वीडियो के सामने आपकी आँखों की देखभाल

हमारे देश में सूचना तकनीकी में हाल में हुई शानदार प्रगति ने अपने साथ आँखों की देखभाल की जरूरत को भी बढ़ा दिया है, जो इन सभी मीडिया से देखने के लिए प्रत्यक्ष रूप से प्रभावित होने वाला अंग है। कम्प्यूटर और टी. वी. के सामने बैठने वाले सभी लोगों को कई घंटों तक आँख जमाये काम करना पड़ता है।

दर्शकों की जीवनशैली के इस पक्ष के बारे में अनेक तरह का भय और गलत धारणाएँ विद्यमान हैं। हममें से अधिकांश का यह डर होता है कि कम्प्यूटरों और टी.वी. का आँखों पर नुकसानदेह असर पड़ता है। इस परिणाम तक कि करीब-करीब सभी माता-पिता बच्चों को टी. वी. और कम्प्यूटरों को देखने से रोकते हैं। वे बच्चों में चश्मों को लगाए जाने तथा लाल आँखें होने का दोष कम्प्यूटर और टी. वी. देखने को देते हैं, जो भ्रमपूर्ण और सचाई से बहुत दूर है। यह एक अज्ञात तत्त्व वाला भय है।

आइए, मैं इस गलत धारणा को एक अच्छी सलाह के साथ दूर करना चाहता हूँ कि एक स्वस्थ और सामान्य आँख पर इस सूचना और मनोरंजन टेक्नॉलॉजी का तब कोई प्रतिकूल असर नहीं पड़ेगा, जब दर्शकों, उनके माता-पिताओं और भाई-बहन द्वारा निम्नलिखित खास-खास बातों का पालन किया जाता है।

कम्प्यूटर

वह दूरी जिस पर एक कम्प्यूटर को रखा जाता है, 'आँख के स्तर' पर एक ऐसी आरामदेह दूरी होनी चाहिए जो हर व्यक्ति के मामले में अलग-अलग होती है।

कम्प्यूटर की चमक यदि तकलीफ या तनाव पैदा करती है तो उसे फोटो

क्रोमैटिक चश्मा पहनकर या एक ऑटो-ग्लेयर स्क्रीन लगाकर टाला जा सकता है। रंगीन कम्प्यूटर के साथ यह श्याम-श्वेत की तुलना में कम तनाव वाली स्थिति होती है।

एक पेशे के रूप में या अन्यथा कम्प्यूटरों का उपयोग करने वाले सभी लोगों को एक नेत्र शल्यचिकित्सा क्लिनिक में आँखों की जाँच करानी चाहिए, ताकि रेफ्रेक्शन की किन्हीं भी खामियों को और किसी भी नेत्र रोग को ठीक किया जा सके।

दो घंटों या इनके आसपास एक साथ लगातार काम करने के बाद अगला काम शुरू करने से पहले आपकी आँखों को आराम देने के लिए करीब 10 मिनटों का अंतराल दिया जाना चाहिए। कॉफी, चाय, या भोजन के लिए समय देना या गपशप कर लेना अच्छा होता है।

कम्प्यूटर पर गेम और वीडियो देखने वाले बच्चों को किसी भी प्रकार के अपवाद के बिना इन सभी बातों का पालन करना चाहिए।

टेलीविजन और वीडियो

स्क्रीन के आकार के आधार पर निश्चित दूरी पर आँख की बराबरी की स्थिति पर रखा जाना चाहिए। इसका फार्मूला है टी. वी. स्क्रीन के आकार का आधा फीट में। जैसे यदि टी. वी. स्क्रीन 21 इंच है तो बैठने की दूरी होगी 21 इंच का आधा फीट में यानी 10½ फीट या 28 इंच में दूरी होगी 14 फीट और इसी तरह अन्य आकारों के लिए भी दूरी गिनी जानी चाहिए। टी. वी. कभी भी पूरी तरह से घने अंधेरे में नहीं देखा जाना चाहिए 60 वॉट का बल्ब य ट्यूब लाइट कमरे की सीलिंग पर टेलीविजन सेट के दाएँ या बाएँ जलाया जाना चाहिए। इससे टी. वी. की चमक का विकरण द्विभाजित हो जाता है और आँखों को आराम मिलता है। बच्चे आदत के कारण पास बैठकर टी. वी. देखते हैं, जिसे बदला जाना चाहिए।

आँखों की देखभाल के लिए कम्प्यूटरों के बारे में अन्य सभी बातें टेलीविजन के दर्शकों पर भी लागू होती हैं।

32

ड्राइविंग परीक्षा और नेत्र दृष्टि

कार, सार्वजनिक परिवहन, टैक्सियों आदि के लिए ड्राइविंग लाइसेंस माँगने के समय हम सभी को नेत्र परीक्षा करानी पड़ती है। यह आपकी खुद की और किन्हीं भी दुर्घटनाओं या खतरनाक घटनाओं के विरुद्ध जनता की सुरक्षा के लिए अनिवार्य है।

हम इस बारे में सब कुछ या अधिक सही कहें तो यह जानते हैं कि सभी प्रयोजनों के लिए सामान्य दृष्टि एक्विटी क्या है। सामान्य से कोई भी कमी घटी हुई दृष्टि की श्रेणी है। सामान्य दृष्टि मानदंड प्रत्येक आँख में 6/6 है और ब्रिटिश पद्धति के अनुसार 'एनएस' है, जिसका पालन हम अपने देश में करते हैं। 6/6 और 'एनएस' का क्या अर्थ है। मैं इसे आगे वाले दृष्टिचार्ट द्वारा समझाना चाहता हूँ।

यह सामान्य दृष्टि के बारे में सभी देशों में एक समान मान्य और अंतर्राष्ट्रीय मानदंड है। ब्रिटिश 6/6 सामान्य होते हैं। अमरीकी 20/20 सामान्य के रूप में रखते हैं। अलग-अलग पैमाने चलते रहते हैं। अर्थ यह है कि 6 मीटरों की दूरी पर खड़े हुए किसी व्यक्ति को सामान्य दृष्टि वाला यानी 6/6 कहे जाने के लिए चार्ट की 7वीं पंक्ति के सभी छोटे अक्षरों को देखने लायक होना चाहिए। यदि वह केवल छठी लाइन देखता है, तो वह 6/9 है और यदि कम दृष्टि वाला व्यक्ति केवल पहली लाइन के बड़े अक्षर देखता है, तो वह 6/60 है और इसी तरह से आगे होता है।

सरल शब्दों में माना कि 6 मीटरों पर आप यदि सबसे छोटे अक्षर पढ़ लेते हैं, तो आपकी दृष्टि अच्छी है।

33

कॉर्निया का प्रतिरोपण

कॉर्निया एक कोमल पारदर्शी घड़ी के काँच के समान ऊतक है जिसका व्यास करीब 11-12 मिलीमीटर होता है और जिसकी मोटाई करीब डेढ़ मिलीमीटर होती है तथा वह आँख की काली खिड़की को ढंकता है। इसे ठीक ढंग से ही विश्व दर्शन के लिए मानव खिड़की कहा गया है। आँख के गोले के एक हिस्से के रूप में महत्त्वपूर्ण है। यह बाहरी पदार्थों से प्रकाश की सभी समानांतर किरणें प्राप्त करता है और उन्हें लैंस तथा रेटिना तक और अंततः मस्तिष्क में भेजता है, जिससे मस्तिष्क उन्हें दृश्य पदार्थों के रूप में महसूस करता है। बाहरी वातावरण में अपनी खुली हुई स्थिति के कारण कॉर्निया में सभी तरह की बाहरी चोटें लग सकती हैं और उसमें वाइरस, बैक्टीरिया और फफूँद के संक्रमण हो सकते हैं। (देखें रेखाचित्र—आँख की बनावट)

कॉर्निया पोषक तत्त्वों की अत्यंत कमी का शिकार भी हो सकता है, लंबे समय तक तेज आँच से भी उसमें खराबी आ सकती है और उसमें आँख के गोले के अन्य हिस्सों की बीमारियाँ भी फैल सकती हैं। इन सभी खराबियों को यदि ठीक तरह से नहीं सुधारा जाता है, तो अन्तिम परिणाम के रूप में एक अपारदर्शी व्रण-चिन्ह बन जाता है। एक बार यदि अपारदर्शिता गहराई तक पहुँच जाती है, तो उसे किसी भी तरह की दवा से दूर नहीं किया जा सकता है। **इसका एकमात्र उपलब्ध विकल्प है पुराने खराब हो चुके कॉर्नियों को निकालकर एक अन्य कॉर्निया वहाँ पर लगा देना यानी कॉर्निया का प्रतिरोपण।** सरल शब्दों में कॉर्निया के निरोपण के लिए रोगी के कॉर्निया से इस सफेद अपारदर्शिता को निकालना और किसी इंसान की मौत के तीन-चार घंटों में नेत्र दान द्वारा मिले निकाल लिए गए साफ स्वस्थ कॉर्निया के ऊतक को उसी स्थान पर लगा देना।

इसके लिए हम पूरी आँख से कॉर्निया को निकाल लेते हैं और उसे काम में लाते हैं। रोगी को इसीलिए यह बात बहुत ही स्पष्ट रूप से समझानी होती

है कि **शल्यचिकित्सक केवल कॉर्निया का प्रतिरोपण करता है। पूरी आँख का प्रतिरोपण कभी भी नहीं हो सकता है।** आज भी लोगों के बीच में यह गलत धारणा बनी हुई है कि आँख के पूरे गोले का प्रतिरोपण किया जा सकता है। लेकिन ऐसा नहीं होता है। वास्तव में नेत्रदान से मृत शरीर से निकाले गए केवल कॉर्निया का प्रतिरोपण किया जाता है।

यदि मृत शरीर से 3-4 घंटों के भीतर कॉर्निया निकाल लिया जाए, तो वह जीवित बना रहता है। आँख से निकाले कॉर्निया का एक विषेश Culture media में ज्यादा समय के लिए भी रखा जा सकता है करीब 2-4 दिन (M.K. Media)। कृपया ध्यान दें कि कॉर्निया का जीवनदायी पोषक तत्त्व रक्त या जीवित शरीर के किसी अन्य संपर्क से नहीं आता है। उसकी पूर्ति आँख के गोले के भीतर ही जलीय तरल से प्राप्त होती है। यद्यपि शरीर मृत हो जाता है, लेकिन मौत के बाद भी कॉर्निया को कुछ घंटों तक आँख के गोले से यह पूर्ति मिलती रहती है और इसीलिए वह प्रतिरोपण शल्यचिकित्सा के उपयोग के लिए स्वच्छ पारदर्शी और सजीव बना रहता है। मानव शरीर का संभवतः यही एक ऐसा ऊतक है, जो मौत के बाद भी इतने लंबे समय तक सजीव बना रहता है। ऊतक प्रतिरक्षीकरण द्वारा बहिष्करण उतनी जल्दी संभवतः इस सरल कारण से नहीं होता है कि कॉर्निया में वृक्क और हृदय के समान कोई रक्त प्रसार नहीं होता है और इसीलिए उसमें उत्तेजक ऊतक प्रतिक्रिया और बहिष्करण की कोई समस्या पैदा नहीं होने पाती है। एण्टिजन-एण्टिबॉडी प्रतिक्रिया होने के लिए अंग में हर समय हमारे रक्त की अबाध पूर्ति होनी चाहिए।

कॉर्निया के प्रतिरोपण की शल्यचिकित्सा अपनी किस्म की अनोखी चिकित्सा पद्धति है, जो सन् 1841 से मार्कुस और वॉन हाइपर के दिनों से लेकर आज तक चलती जा रही है। यदि दानदाता के ऊतक को कॉर्निया के प्रतिरोपण वाले मरीज से शुद्धता और न्यूनतम ऊतक क्षति के साथ सूक्ष्म चिकित्सा साधनों से सिल दिया जाए तो एण्टिजन-एण्टिबॉडी प्रतिक्रिया न्यूनतम होती है। शल्यचिकित्सा के लिए प्रयुक्त ट्रेफाइन बहुत तेज और चिकने होने चाहिए। यह ऑपरेशन अत्यंत सूक्ष्म और तीव्र कुशलता के साथ किया जाता है।

कॉर्निया के प्रतिरोपण के लिए शल्यचिकित्सा से पहले रोगी की पूरी नैदानिक जाँच की जाती है और उसे मधुमेह, रक्तचाप, गंभीर खाँसी और सर्दी नहीं है, इसका निर्धारण कर लिया जाता है। साथ ही यह भी देखा जाता है कि उसे आँख-नाक-गले, दाँत, मूत्र-जनन तंत्र, सीने आदि में कोई संक्रमण नहीं होना चाहिए। जिस व्यक्ति की आँख के कॉर्निया को प्रतिरोपित किया जाना है, उसकी आँख की पूरी जाँच की जाती है और यह मालूम कर लिया जाता है कि उस आँख का यदि कोई इलाज किया गया था, तो वह इलाज क्या था।

जब हम सफलता की दर की बात करते हैं, तो सफल ऑपरेशन का मतलब लगाया जाता है दृष्टि का वापस लौट आना। इस दृष्टिकोण से यदि आदर्श परिस्थितियों में शल्यचिकित्सा की जाती है, तो प्रतिरोपण 90% मामलों में सफल होता है। सफल नेत्र दृष्टि न केवल सफल नेत्र प्रतिरोपण पर निर्भर होती है, बल्कि आँख के दूसरे हिस्सों की हालत पर भी उसकी सफलता का निर्धारण होता है। यदि आँख के अन्य हिस्से स्वस्थ होते हैं, तो दृष्टि अच्छी तरह से और पूरी-पूरी लौट आती है। यदि अन्य हिस्से स्वस्थ नहीं होते हैं, तो भी प्रतिरोपण सौन्दर्य और चिकित्सकीय दृष्टि से सफल हो सकता है। कई प्रतिरोपित आँखें लंबे समय तक कॉर्निया के व्रण-चिह्न के कारण मंद, अपारदर्शी और आलसी होती हैं।

शल्यचिकित्सा के बाद दानदाता और प्राप्तकर्ता के ऊतक को आपस में मिलाने का प्रयास किया जाता है। जरूरत के अनुसार दवाइयाँ दी जाती हैं। रोगी को अस्पताल में 2-4 दिन तक के लिए रखा जाता है। प्रतिरोपण स्पष्ट होने के साथ-साथ चमक आ जाने पर वह स्थिति लगातार बनी रहती है। अपारदर्शिता के पुनः आने की स्थिति को टालने के लिए शल्यचिकित्सा के बाद नियमित रूप से जाँच जरूरी होती है।

34
नेत्र बैंक

नेत्र बैंक एक ऐसी प्रयोगशाला है, जहाँ दान में दिए गए आँख के गोले मृत व्यक्ति के शरीर से निकालकर एसेप्टिक पदार्थों में रखे जाते हैं और वहाँ से कॉर्निया के प्रतिरोपण के लिए नेत्र शल्यचिकित्सक को भेज दिए जाते हैं। इन्हें विशिष्ट रसायनों में और नियंत्रित प्रशीतन में पूरी सावधानियों के साथ रखा जाता है। नेत्र बैंक जनता के बीच नेत्र दान का प्रचार करते हैं। नेत्र के सुचारु और प्रभावी संचालन के लिए सामाजिक कार्यकर्ताओं, स्थानीय समाचारपत्रों, फिल्मों और दूरदर्शन की मदद अनिवार्य है।

जनता से दान में मिले आँख के गोले को समुचित देखभाल के साथ रखने और नेत्र शल्यचिकित्सक द्वारा उसका सही उपयोग किए जाने के लिए नेत्र बैंक के अधिकारियों और नेत्र शल्यचिकित्सकों द्वारा पूरी तरह से मिल-जुलकर काम किया जाना जरूरी होता है। नेत्र बैंक में कॉर्निया के ऊतक की समस्याओं और अंधता की समस्या के बारे में भी अनुसंधान किया जाता है। प्लास्टिक कॉर्निया और पशुओं की कॉर्निया के उपयोग के बारे में भी नई-नई खोजें की जा रही हैं। जब तक नेत्र बैंक में पूर्ण सज्जित विकृतिज्ञान प्रयोगशाला न हो, तब तक उसका उद्देश्य पूरा नहीं होता है। इस प्रयोगशाला में बचे हुए ऊतक का अध्ययन किया जाता है और उचित निष्कर्ष निकाले जाते हैं।

नेत्र दान की दिशा में पीढ़ियों से चले आ रहे अंधविश्वासों और रूढ़ियों से जो कई बाधाएँ हैं, उनका विस्तारपूर्वक वर्णन करना यहाँ आवश्यक है। मृतक के संबंधी अक्सर नेत्र को निकालने से इनकार कर देते हैं क्योंकि उनकी धारणा यह होती है कि पूरे शरीर को ही अंगभंग के बिना स्वर्गलोक में जाना चाहिए। प्राचीन कथाओं के अनुसार उनमें यह विश्वास घर कर गया है कि मृत शरीर से आँख

को निकालना एक घृणास्पद और बीभत्स कार्य है। यहाँ पर इस तथ्य को बताना बहुत महत्त्वपूर्ण बन जाता है कि मृत शरीर में केवल कॉर्निया ही एक ऐसा ऊतक होता है, जो एक जीवित व्यक्ति की अंधी आँख को दृष्टि प्रदान करने के लिए दिया जाता है, जिससे उस अंधे व्यक्ति के जीवन में एक नया प्रकाश भर जाता है। मृत व्यक्ति अपनी आँखों से उस जीवित अंधे व्यक्ति के माध्यम से जीवित ही तो बना रहता है। इसीलिए यह कहा जा सकता है कि इससे बड़ा कोई और 'दान' नहीं हो सकता है। धीरे-धीरे इस नकारात्मक परम्परा का समाधान व कई और कानूनी नियमों का सही स्पष्टीकरण जरूर होगा। और निस्संदेह हम नेत्रदान के माध्यम से कॉर्निया प्रतिरोपण की चिकित्सा को चरम सीमा तक ले जा सकेंगे।

हमारे देश में नेत्र बैंकों की स्थिति बहुत शोचनीय है

हमारे देश में ऐसे दस लाख लोग हैं, जो कॉर्निया के कारण अंधेपन से पीड़ित हैं। इनमें से केवल कुछ हजार लोग ही कॉर्निया के प्रतिरोपण का लाभ उठा पाते हैं। यह समुद्र में बूँद के समान ही है। ऐसी निराशापूर्ण स्थिति नेत्र दान के अभाव के कारण ही है। वर्तमान नेत्र बैंकों द्वारा दान की प्रक्रिया का प्रचार न होने से ऐसी स्थिति बनी हुई है। दूसरे देशों में नेत्र दान करना एक परम्परा है। उसमें कोई विघ्न बाधा व कोई कानूनी अड़चनें नहीं हैं। यदि सम्बन्धियों की परवानगी हो तो वह काफी है।

नेत्र बैंक के कर्मचारियों और नेत्र चिकित्सकों को कई कठिनाइयों का सामना करना पड़ता है। मौत के तुरंत बाद दान के लिए बात करना संभव नहीं होता है। मृत व्यक्ति द्वारा अपनी वसीयत या नेत्र बैंक में दी गई वसीयत से वचनबद्ध हो, तब भी डॉक्टर रिश्तेदारों से सीधे बात नहीं कर पाते हैं। मृत्यु का सदमा और भावनात्मक दुख से भरा वातावरण रोगी के रिश्तेदारों से ऐसा करने का समय ही नहीं देते हैं। जब तक माहौल शांत होता है, तब तक आँख के गोले को निकालने के लिए बहुत देरी हो चुकती है। सामान्य स्थिति में मृत व्यक्ति जीवित रहते समय इसके लिए तैयार भी हो सकता है, लेकिन मौत के बाद रिश्तेदारों की इस परेशानी का अक्सर सामना किया जाता है इसलिए मृत्यु के बाद नेत्र दान के लिए स्वैच्छिक प्रयास बहुत जरूरी होता है।

नेत्र दान के बारे में और कॉर्निया के प्रतिरोपण के बारे में लोगों के बीच कुछ गलत धारणाएँ और अंधविश्वास भी विद्यमान हैं। जैसे—

(क) केवल कॉर्निया के स्थान पर कॉर्निया का ऊतक ही प्रतिरोपित किया जा सकता है? पूरी आँख का प्रतिरोपण कभी भी नहीं होता है।

(ख) जीवित व्यक्ति भी निवेदन करता है और यह जोर देता है कि कुछ पारिश्रमिक के बदले में उसकी जीवित आँख का गोला हमें लेना चाहिए। ऐसा

किसी भी हालत में नहीं किया जाता है।

नेत्रदान करने के लिए दो फॉर्म भरने पड़ते हैं :

1. जीवित व्यक्ति द्वारा नेत्र दान : वसीयत *(देखिए अंग्रेजी में प्रकाशित फॉर्म)*

2. मृत्यु के बाद उसके निकटतम संबंधी/रिश्तेदार द्वारा सम्मति (देखिए अंग्रेजी में प्रकाशित फॉर्म)

जीवित व्यक्ति द्वारा नेत्रदान : वसीयत

जो जीवित व्यक्ति अपनी मृत्यु के बाद अपनी आँखों का दान करना चाहता है, उससे एक फॉर्म भरकर नेत्र बैंक के पास भेजने का अनुरोध किया जाता है। **यह एक वसीयत करने के समान है।** ऐसे व्यक्ति की मृत्यु हो जाने पर रिश्तेदार या निकटतम संबंधी उस मृत व्यक्ति की इच्छा पूरी करने के लिए नेत्र बैंक को सूचित करता है। आदर्श स्थिति में दानदाता की आयु 3 से 60 वर्ष की होनी चाहिए। मौत के कुछ ही घंटों (2-3 घंटे) के भीतर युवा दानदाताओं के ताजे नेत्र गोले निकालना हमेशा अच्छा होता है। रिश्तेदारों से सूचना मिलने पर एक प्रशिक्षित नेत्र बैंक का डॉक्टर वहाँ जाता है और कठोर स्वच्छता के साथ आँख के गोले को शल्य द्वारा निकालकर सही तरह से रखने के लिए उसे नेत्र बैंक में ले आता है। यह बताना जरूरी है कि हर काम के समय नियंत्रित प्रशीतन और नवीनतम रसायन तथा एण्टिबायोटिक दवाइयों की जरूरत होती है। कॉर्निया के नए आँख के गोले को कॉर्निया प्रतिरोपण के लिए नेत्र बैंक द्वारा 24 घंटे तक सँभालकर रखा जा सकता है। यदि जरूरत हो, तो 4-6 दिनों तक विशेष रसायनों या डीप-फ्रीज पद्धति से इसे लंबे समय तक भी सँभाला जा सकता है। कई तरह की नेत्रदाताओं के शरीर की बीमारियाँ हैं, जब नेत्रदान वर्जित है—उदाहरणतः पीलिया, कैंसर, शरीर के अंगों में पीब, एड्स, सिफिलिस, तपेदिक आदि। यह जानना आवश्यक है।

Taparia Institute of Ophthalmology

MUMBAI HOSPITAL

MEDICAL RESEARCH CENTRE, NEW WING

12, New Marine Lines, Mumbai-400020

EYE BANK

4th floor, New MRC Complex

Tel. : 1) Eye Bank **22067676**

Ext. 425 (Eye Bank)

Ext. 424 (TIO Reception)

2) Mumbai Hospital : 22067676 Ext. 260 (CMO)

(Declaration of will from Eye Donor)

I hereby declare my will to donate my eyes to the Eye Bank of Taparia Institute of Ophthalmology of Mumbai Hospital to be removed after my death and to be used for sight restoration or for the purpose of research or to prevent blindness or to find cure for the diseases of the eye.

Name.................,...

Address...............,..

Age......................Sex....................................Date...............................

Tel. No..................................Signature..

Being of legal age and within my legal right as nearest relation/next of kin, I hereby support the above declaration of donation of eyes.

Name & Address...

....

Relationship to Donor..........................Tel. No. ....

Date...Signature..

Family Physician's Name...

Signature.......................................

Witness...*Witness*.......................................

Colour blind individual sees all primary colours Red, Green & Yellow by learning them from Mother & Teacher, since birth. But he or she cannot recognise mixed colours in dark & fulllight. He or she can make an accident of given a job where colour Vision is vitalea Navy, Army & Airforce where Red-Green & Yellow signals of traffic in Air & Land & sea are vital. Also in Railways, drivers of Vehicles & those working in chemical labs. They can commit servious mistakess in colour & miss them or see them different if appointed without colour tests.

Colour blind individual sees all primary colours Red, Green & Yellow by learning them from Mother & Teacher, since birth. But he or she cannot recognise mixed colours in dark & fulllight. He or she can make an accident of given a job where colour Vision is vitalea Navy, Army & Airforce where Red-Green & Yellow signals of traffic in Air & Land & sea are vital. Also in Railways, drivers of Vehicles & those working in chemical labs. They can commit servious mistakess in colour & miss them or see them different if appointed without colour tests.

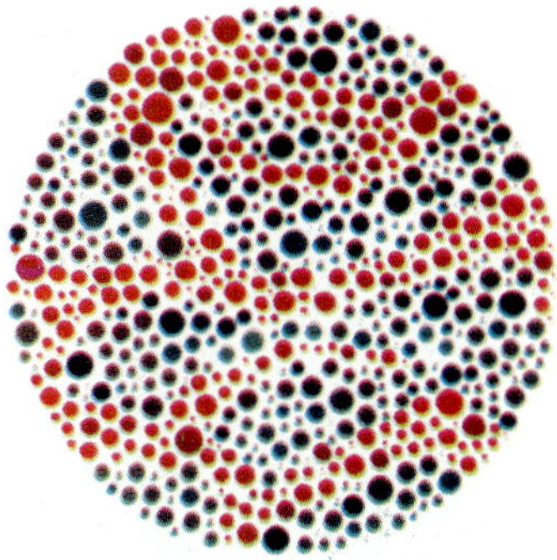

(संदर्भ : पृष्ठ संख्या-97)

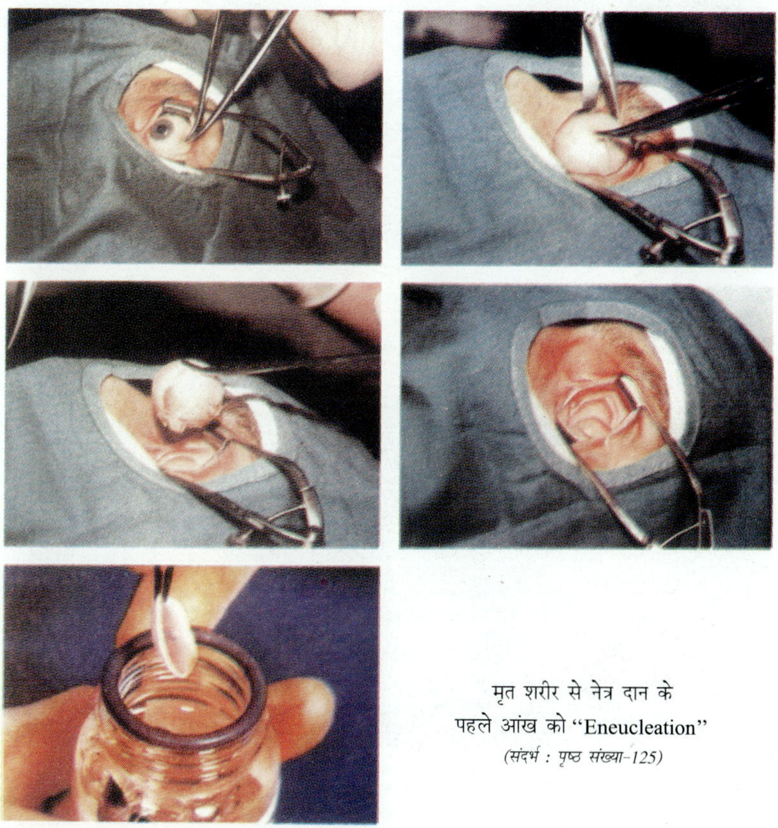

मृत शरीर से नेत्र दान के
पहले आंख को "Eneucleation"

(संदर्भ : पृष्ठ संख्या-125)

Glaucoma Assessment

1. Fundus Examination 2. Gonioscopy

3. Central Visual fields (Bjerrum Sceen) 4. Perimetry (Goldmann)

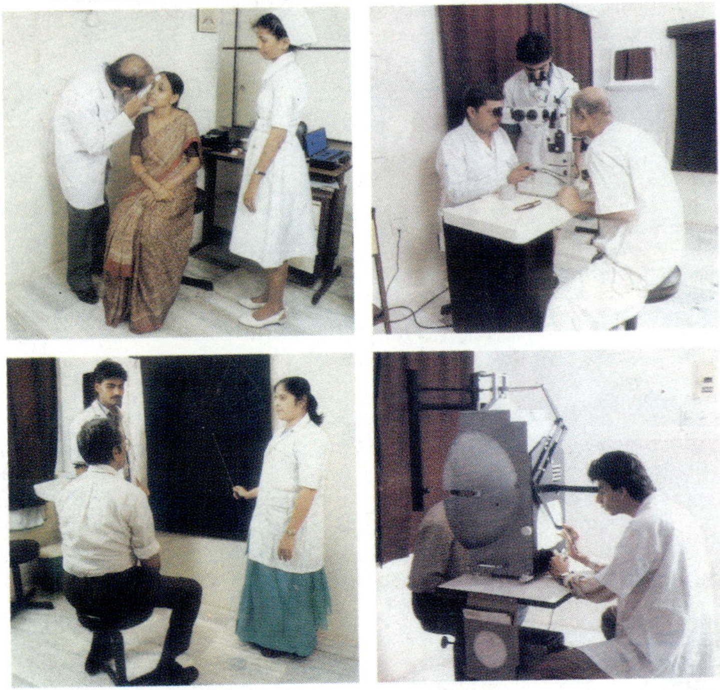

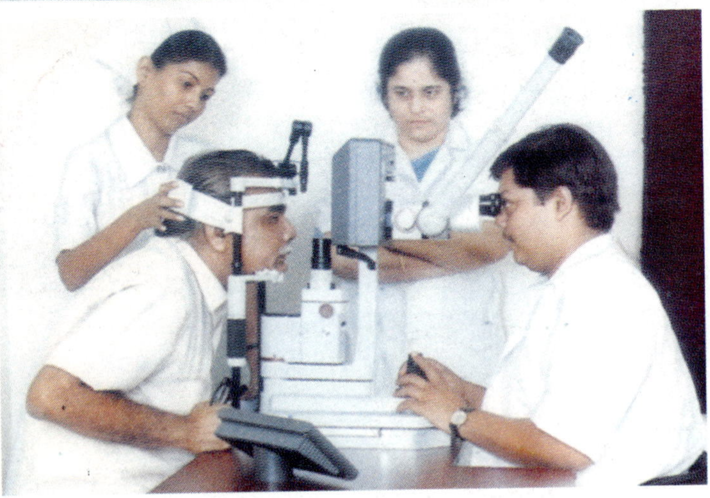

यग लेजर मशीन मोतिया बिंद के बाद परदे का इलाज

(संदर्भ : पृष्ठ संख्या-140)

To whomsoever it may concern : I declare that I have donated my eyes and that any qualified and Regd. Medical Practitioner is authorised to enucleate my eyes after death and send them to Mumbai Hospital Eye Bank at the earliest to be used for Sight restoration or for the purpose of research or to prevent blindness or to find cure for the disease of the eye.

Name..

Date...Signature....................................

(Please preserve this counterfoil with you)

Taparia Institute of Ophthalmology

MUMBAI HOSPITAL

MEDICAL RESEARCH CENTRE, NEW WING

12, Marine Lines, Mumbai-400020

EYE BANK

CONSENT TO REMOVE EYES

Telephones : 1) Eye Bank	:	22067676 Ext. 425 (Eye Bank) Ext. 424 (TIO Reception)
2) Mumbai Hospital	:	22067676 Ext. 260 (CMO)

1. Mr./Mrs.________________________________being next of kin of

(Name of Relation)

Mr./Mrs________________or the one in-charge of his/her body, do hereby consent to the eneucleation (removal) of his/her eyes to be used by your Eye-Bank.

(Tel. No.____________) to restore the sight of some blind person or for research or seeking ways to prevent blindness or find cures for diseases of the eye.

__________________________   __________________________

Name of Docter removing eyes   Signature Next of kin/ relation

1...

Signature and Name

WITNESS

Relatives ....

Friends   Address

or   2...

Family   Signature and Name

Doctor ....

Address

35

कॉर्निया प्रतिरोपण व नेत्रदान

कॉर्निया के कारण दृष्टिहीनता को दूर करने के लिए नेत्रदान

सबसे बड़ा पुण्य है किसी दृष्टिहीन व्यक्ति को दृष्टि वापस दिलाना। ऐसे व्यक्ति की कल्पना कीजिए, जो देख नहीं सकता है। आशा के बिना, अँधेरे की एक दुनिया, भगवान ने हम सभी को आँखें दी हैं। लेकिन कुछ ऐसे कम नसीब वाले लोग हैं, जो उनसे देख नहीं सकते हैं। अधिकांश दृष्टिहीन लोग अपनी आजीविका भी नहीं कमा सकते हैं उन्हें मजबूर होकर दूसरों के सहारे जीना पड़ता है।

लेकिन कॉर्निया के कारण दृष्टिहीन हो गए ऐसे कुछ लोगों के लिए आशा बनी हुई है। यह आशा की किरण उन लोगों की दयालुता के कारण आती है, जिनकी दृष्टि अच्छी है, जो अपनी आँखों को तब दे देंगे, जब उनका कोई उपयोग नहीं रह जाएगा (मृत्यु के बाद) धर्मादा दान के इस महान कार्य में कुछ भी खर्च नहीं होता है। मृत्यु के बाद, दानदाता के लिए दान में दी गई आँखों का कोई उपयोग नहीं रह जाता है, लेकिन इस दान से जो परिणाम निकलता है, वह आश्चर्यजनक होता है; उन दो व्यक्तियों से जो उनके कारण देख सकते हैं, दिए गए हार्दिक आभार से बड़ी और क्या बात हो सकती है।

आपके पास यह असाधारण खुशी लाने की शक्ति विद्यमान है। दृष्टिहीन को आँखों की रोशनी देने की शक्ति।

कॉर्निया के कारण दृष्टिहीनता

कॉर्निया के कारण होने वाली दृष्टिहीनता क्या है?

कॉर्निया आँख के सामने वाली पारदर्शी पर्त है, जो धूल और गंदगी को आँख से दूर रखती है।

यह एक प्रकार की विन्डस्क्रीन के समान है; यदि यह नष्ट हो जाती है, तो दृष्टि नष्ट हो जाती है।

भारत में कितने दृष्टिहीन लोग ऐसे हैं, जो कॉर्निया के कारण दृष्टिहीन हैं? 1.5 करोड़ दृष्टिहीन लोगों में से, 20% (यानी 30 लाख व्यक्ति) कॉर्निया की खराबी के कारण दृष्टिहीन हैं, जो खराब कॉर्निया को बदल देने से वास्तव में देख सकते हैं।

कॉर्निया की खराबी से दृष्टिहीन व्यक्तियों को दृष्टि कैसे दी जा सकती है केवल अच्छे कॉर्निया से खराब कॉर्निया को बदल देने से, कॉर्निया के कारण दृष्टिहीन हो गए ये लोग देखना शुरू कर सकते हैं।

कॉर्निया के कारण दृष्टिहीनता कैसे पैदा होती है?

मुख्य कारण हैं : आँख का संक्रमण, जिसे समय पर ठीक नहीं किया जाता है। आँख में चोट लगना, कुपोषण, कॉर्निया की खराबी से दृष्टिहीनों की बड़ी संख्या गरीब परिवारों के बच्चों की है।

क्या एक क्षतिग्रस्त कॉर्निया के लिए कोई कृत्रिम विकल्प विद्यमान है? नहीं; विज्ञान की अनेक नई-नई खोजों के बावजूद, ... के कॉर्निया को बदलने के लिए अभी तक किसी भी कृत्रिम विकल्प की खोज नहीं की जा सकी है।

कोई व्यक्ति 'कॉर्निया' का दान कब दे सकता है?

कॉर्निया केवल मृत्यु के बाद निकाले जा सकते हैं; तब मृत व्यक्तियों के लिए उनका कोई भी उपयोग नहीं रह जाता है।

क्या चेहरे को बिगाड़े बिना आँखों का दान दिया जा सकता है?

आँखों को निकालने के बाद भी मनुष्य का रूप वैसा ही बना रहता है। आँखें निकाले जाने का कोई चिन्ह नज़र नहीं आता है।

इसमें कितना समय लगता है?

वास्तव में आँखों को निकालने में केवल 15 से 20 मिनट लगते हैं।

यह काम कितने समय के भीतर किया जाना चाहिए?

मृत्यु का प्रमाणपत्र बन जाने के बाद जल्दी-से-जल्दी अच्छा होगा मृत्यु से 3 घंटों के भीतर और अधिकतम 6 घंटों के भीतर।

आँखों को दान में देने के लिए क्या किया जाना चाहिए?

यदि मृत्यु अस्पताल में होती है। मृत्यु का प्रमाणपत्र बनाने वाले व्यक्ति से कोरा स्वीकृतिपत्र देने का अनुरोध कीजिए। दो व्यक्तियों को जो रिश्तेदार/निकट मित्र हैं, जो उस समय वहाँ उपस्थित हैं, इस स्वीकृतिपत्र पर हस्ताक्षर करने चाहिए। तब कार्य पर उपस्थित डॉक्टर आँखों को निकालने की व्यवस्था करेगा।

एक ठंडे स्थान में आँखें बंद करके, ठंडे गीले कपड़े से ढांककर या बर्फ के साथ रखी जानी चाहिए (लेकिन एक फैक्ट फैन के नीचे नहीं)। सिर को ऊँचा उठाकर रखा जाना चाहिए, सिर के नीचे तकिया रखकर। आँखों को निकाले जाने से पहले मृत्यु प्रमाणपत्र और स्वीकृतिपत्र तैयार कर लिए जाने चाहिए।

नेत्रदान के बारे में तथ्य :

किसी जीवित व्यक्ति की आँखें कभी भी नहीं निकाली जाती हैं। उन्हें केवल मृत्यु प्रमाणपत्र दे दिए जाने के बाद, मृतक के दो निकट रिश्तेदारों या मित्रों द्वारा हस्ताक्षरित स्वीकृतिपत्र मिल जाने के बाद ही निकाला जा सकता है।

वे व्यक्ति भी नेत्रदान कर सकते हैं, जो चश्मे लगाते हैं, या जिनका मोतियाबिंदु ऑपरेशन किया जा चुका है। यदि रोगी की मृत्यु हेपाडटाइटिस बी या सी, रेबीज, पूतिजीवरक्तता (सेप्टीसीमिया-15,000 से अधिक डब्ल्यूबीसी) ल्यूकीमिया, गले या चेहरे के कैंसर से हुई है, तो उसके कॉर्निया काम में नहीं लाए जा सकते हैं।

नेत्रदान की शपथ पहले नहीं दी जाने के बावजूद आँखें दान में दी जा सकती हैं।

एक व्यक्ति द्वारा दान में दी गई आँखें कॉर्निया की खराबी से दृष्टिहीन दो व्यक्तियों को दृष्टि देती हैं। एन्युक्लिटशन (आँखों को निकालना) उस प्रक्रिया का नाम है, जिसके द्वारा आँखें निकाली जाती हैं। इससे चेहरे का रूप नहीं बिगड़ता है। पूरी आँख 'निकाल' ली जाती है और प्रोसेसिंग सेण्टर में भेज दी जाती है। जहाँ कॉर्निया को सावधानी के साथ निकाल लिया जाता है। और काम में लाए जाने से पहले, मूल्यांकित किया जाता है। दानदाता द्वारा कोई राशि नहीं दी जाती है : आँख निःशुल्क निकाली जाती है। प्रोसेसिंग चार्ज लगता है। आँखों को वरीयता सूची के अनुसार प्रतिरोपण के लिए दिया जाता है। मुम्बई में कॉर्निया की प्रोसेसिंग और मूल्यांकन की अत्यंत आधुनिक सुविधा विद्यमान है। 'आइ बैंक कोऑर्डिनेशन एण्ड रिसर्च सेण्टर,' जो बाल्टीमोर, यू. एस. ए. के नेत्र और टिश्यू बैंक के अन्तरराष्ट्रीय फेडरेशन से संबद्ध है। यह एक धर्मादा संगठन है।

आप क्या कर सकते हैं?

1. अपनी और अपने परिवार की आँखें दान में देने का निश्चय कर सकते हैं।
2. अपने नजदीकी मृत रिश्तेदार की आँखें दान में दे सकते हैं।
3. कॉर्निया के बचाव के बारे में जागरूकता फैला सकते हैं।
4. कॉर्निया की पुनः प्राप्ति की परियोजना में अपना सहयोग दे सकते हैं।
5. सभी दान कर मुक्त होते हैं।

सभी धर्म हमें गरीब और जरूरतमंद की मदद करने की शिक्षा देते हैं। 'पुण्यात्मा वह है, जो दान देता है, क्योंकि इस कार्य के लिए वह स्वर्ग का राजा बनेगा।

आइए, सभी प्रियजनों को इस पुण्य का लाभ लेने के लिए प्रेरित कीजिए : दृष्टि का दान देने के लिए, नेत्रदान को अपने परिवार की परंपरा बनाइए।

नेत्रदान के लिए संपर्क कीजिए : 1919 (24) या 24162929, 24164342.

36

सिर दर्द के आम कारण

रोज की दिनचर्या में रहने वाली आँखों के विषय में शिकायतें : एक चर्चा

वैसे तो इस पुस्तक के विभिन्न अध्यायों में सब तरह की शिकायतों और लक्षणों की चर्चा व निदान की मैंने पूरी कोशिश की है, पर कुछ विशेष किस्म के लक्षण होते हैं, जो बहुत सादे तो होते हैं, लेकिन अक्सर क्लेश व भय का कारण बनते हैं। मैं उन्हें यहाँ अलग शब्दों में पाठकों के लिए प्रस्तुत कर रहा हूँ। मुझे लगता है कि आम वर्ग के लिए यह आवश्यक है।

सिर दर्द यानी सिर की पीड़ा : कारण और निवारण :

आज तक मैं जिस किसी भी व्यक्ति से मिला हूँ, उसने कभी-न-कभी सिर दर्द होने की शिकायत जरूर की है। मुझे आज तक कोई भी ऐसा व्यक्ति—चाहे वह महिला हो या पुरुष नहीं मिला है, जिसने अपने जीवन में कभी भी सिर दर्द का अनुभव नहीं किया है।

सिर दर्द की स्थिति मस्तिष्क के चारों ओर तंत्रिकाओं और मांसपेशियों पर सामान्य दबाव से पैदा होती है। ये मस्तिष्क की शिराएँ होती हैं। ये शिराएँ विभिन्न प्रकारों के दबावों से तनावग्रस्त हो जाती हैं। ये सभी दबाव की मात्रा और प्रकृति के आधार पर कम या अधिक गंभीरता वाला सिर दर्द उत्पन्न करने का कारण और उत्तेजक घटक बनती हैं। इसके कारण हैं :

आँख :

1. दृष्टि के अभाव के कारण आँख पर तनाव, जिसे चश्मे से सुधारने की जरूरत होती है।
2. आँख की मांसपेशियों की कमजोरी के कारण आँख में तनाव।
3. इण्ट्रा-ऑकुलर तनाव में वृद्धि (सबलबाय)।

4. आँख के हिस्सों जैसे—कंजक्टाइवा, कॉर्निया, आइरिस, ऑप्टिक नर्व आदि में संक्रमण।

5. आँख के हिस्सों में चोट लगना।

कान, नाक और गला :

1. सर्दी व जुकाम का दौरा।
2. साइनिसाइटिस, टान्सिलाइटिस और फेरिंजाइटिस।
3. ब्रोंकाइटिस।

रक्त दाब :

हृदय, गुरदे और हॉर्मोन की बीमारियों, मधुमेह से।

मानसिक और मनोवैज्ञानिक तनाव :

सामान्य कमजोरी, भूख की कमी और कुपोषण। तंत्रिकाओं की बढ़ती हुई कमजोरी और मस्तिष्क में खून के बहाव में धीमापन, बुढ़ापा, तपेदिक आदि।

ये कारण करीब-करीब सभी प्रणालियों को प्रभावित करते हैं, लेकिन ऊपर केवल सर्वाधिक पाए जाने वाले कारणों की ही चर्चा की गई है। शराब व तम्बाकू व जर्दे का सीमा से ज्यादा सेवन।

आँखों के सामने झाइयाँ, काले धब्बे आदि :

ये बातें विशेष रूप से उन लोगों में नजर आती हैं, जिनकी आँखों में तनाव पड़ता है, खास तौर पर उन लोगों में जिन्हें चश्मे की जरूरत तो होती है, परंतु जो उनका इस्तेमाल नहीं करते हैं या जो निकट दृष्टि वाले होते हैं। अच्छी जाँच के बाद आँख की नजर में सुधार से इन कठिनाइयों से पीड़ित करीब 80 प्रतिशत लोग अच्छे हो जाते हैं।

बाकी लोगों में ये परेशानियाँ किसी भी स्पष्ट कारण के बिना होती हैं और मानसिक विश्रांति, अच्छी तरह से आराम करने से और सावधानीपूर्वक जाँच करने के बाद नेत्र विशेषज्ञ द्वारा सच्चा आश्वासन दे दिए जाने के बाद ठीक हो जाती हैं। इनमें से बहुत थोड़े मामले ही मोतियाबिंदु, रेटिना के रोगों तथा बुढ़ापे के समान आँखों के हिस्सों की बीमारियों के कारण होते हैं।

37

नेत्र चिकित्सा के क्षेत्र में आधुनिक विश्वव्यापी प्रगति

पिछले दशक में नेत्रचिकित्सा के क्षेत्र में क्रांतिकारी प्रगति हुई है। विश्वास हो जाता है इस प्रगति के उदाहरणों को देखकर। इनमें से अधिकांश को मैंने पिछले अध्यायों में शामिल किया है, क्योंकि वे अब हमारी दैनिक टेक्नॉलॉजी के अंग बन चुके हैं। विश्व के विभिन्न हिस्सों में जिनके बारे में अभी प्रयोग चल रहे हैं, उनकी चर्चा यहाँ जरूरी है। आधुनिक चिकित्सा के कुछ प्रयास रोमांचकारी हैं।

नेत्र चिकित्सा में लेजर का प्रयोग

हर तरह के उपचार में लेजर के भावी उपयोग की संभावनाओं पर एक नजर डालना अच्छा होगा। लेजर किरणपुंज का उपयोग चाकू के स्थान पर ऊतकों को काटने के लिए किया जा रहा है। नेत्र चिकित्सा में यह ग्लोकोमा, मायोपिआ, मोतियाबिंदु और रैटिना के कई क्षेत्रों में सर्जरी का स्थान लेती जा रही है। लेजर न केवल चाकू का स्थान ले लेगी, बल्कि वह काटने और खोलने तथा सिलाई की प्रारंभिक प्रक्रियाओं के बिना ही आँख के भीतर के कई हिस्सों में पहुँचने लगी है। रोगी को अस्पताल में रहकर इलाज करने की जरूरत नहीं पड़ती है। वह अब रक्त और संक्रमण की जटिलता के बिना अच्छे परिणामों के साथ इलाज के बाद घर वापस जा सकेगा। यह संभवतः भावी नेत्र चिकित्सा विज्ञान की सबसे महान् उपलब्धि होगी। अमेरिका, सोवियत रूस और यूरोप में इस तकनीक को सभी विशेषज्ञों ने अपना लिया है और अब यह भारत के उन क्षेत्रों में प्रवेश कर रही है, जिनमें लेजर की उच्च तकनीक उपलब्ध हो चुकी है।

सिलाई किए बिना कटे हिस्सों को जोड़ने के लिए आसंजक सामग्री

कॉर्निया और कंजक्टाइवा के घावों के लिए सिलाई के स्थान पर कुछ केंद्रों में 'रासायनिक गोंद' का उपयोग किया जाने लगा है। यह एक रोमांचकारी प्रयास

है। यदि सफल रहा तो सपने के समान लगता है तथा नेत्र संसार में प्रगति अवश्य लाएगा।

आधुनिक निदान प्रक्रियाएँ

वीडियो और अच्छे कैमरों की मदद से अल्ट्रासाउण्ड उच्च-टेक फोटोग्राफी से हमें आँखों की भीतरी परतों के ऐसे चित्रों द्वारा रोगों की जानकारी मिल जाएगी, जिसे सामान्य साधनों से मालूम नहीं किया जा सकता है। यह न केवल शल्यचिकित्सकों के लिए, बल्कि विद्यार्थियों को शिक्षा देने के लिए भी उपयोगी है। ऐसे उच्च टेक वीडियो कैमरा और परदे से किसी भी सम्मेलन कक्ष में बड़े परदे पर बड़ी संख्या में दर्शकों को शल्यचिकित्सा की विधि समझाई जा सकती है।

मोतियाबिंदु में लैंसों के प्रतिरोपण में अत्याधुनिक प्रगति

हाल ही में दूर तक देखने के लिए बाइफोकल और ट्राइफोकल इण्ट्रा-ऑकुलर लैंसों की खोज बिल्कुल अभी-अभी हुई है। इसका उपयोग अमेरिका में किया जा रहा है। इसके अलावा अब स्वयं मुड़ने वाली जेली आँख में लगाई जाने लगी है जो मानवीय लैंसों के समान-शक्ति जैसा काम करती है।

मायोपिया की शल्यचिकित्सा - लेन्स के द्वारा

हाल ही में हुई खोजों –4, –5, –6, –7 नंबर की मायोपियाग्रस्त आँख का नंबर काफी शुद्धता के साथ एक लेन्स सर्जरी द्वारा घटाया जा सकता है। यह एक ऐसी सर्जरी है, जो अभी भी प्रयोगात्मक स्थितियों में ही है और सोवियत रूस में तथा अमेरिका और यूके के कुछ केंद्रों को छोड़कर इसे सभी विशेषज्ञ द्वारा एकमत से स्वीकार नहीं किया गया है। भारत में कुछ ही केंद्र इसका प्रयोग कर रहे हैं, जिनके परिणाम विवादास्पद हैं।

बहुमुखी शल्यचिकित्सा प्रक्रियाएँ

मोतियाबिंदु, ग्लोकोमा और इण्ट्रा ऑकुलर लैंस की तीन प्रक्रियाओं की एक ही साथ शल्यचिकित्सा की बात को अब समूचे विश्व में आँख की माइक्रो सर्जरी की सबसे नई उपलब्धि के रूप में स्वीकार किया जाने लगा है। इसी तरह से कॉर्निया का प्रतिरोपण मोतियाबिंदु का ऑपरेशन तथा इण्ट्रा-ऑकुलर लैंस का प्रतिरोपण भी इसी तरह की एक प्रगति है।

नेत्र बैंक व्यवस्था और कॉर्निया के प्रतिरोपण के लिए ऊतकों का परीक्षण

अच्छे परिणामों के लिए लम्बे समय तक प्रतिरोपण के लिए कॉर्निया के

भंडारण का उन्नत रूप में अध्ययन किया जा रहा है जिससे वह 4-7 दिनों तक उपलब्ध बना रह सके। विचारपूर्ण कानून के साथ मृत्यु के बाद नेत्रदान के बारे में जागरूकता उत्पन्न करना आज की सबसे महत्त्वपूर्ण आवश्यकता है। सम्पूर्ण विश्व में सभी संबंधित लोगों के बीच दान पर जोर देना बहुत जरूरी हो गया है। हमारे देश में इसे बड़े पैमाने पर प्रचारित किया जाना चाहिए।

38

आधुनिक नेत्र क्लिनिक में आँखों की जाँच के यंत्र

आँखों की सही हालत और उनकी बीमारियों का पता लगाने के लिए आधुनिक क्लिनिक में विशेष जाँच जरूरी होती है। विशेष जाँच के लिए कई नवीनतम और वैज्ञानिक उपकरणों और मशीनों का प्रयोग किया जाता है। आँखों की जाँच के आम तरीकों और विशेष तरीकों के बारे में जानकारी हमारे लिए बहुत उपयोगी है।

सबसे पहली जाँच में आँख की एक चमकदार टॉर्च और आवर्धक यानी मैग्निफाइड 'लूप' या माइक्रोस्पिक चश्मा जाँच की जाती है। यह जाँच काले हिस्से (कॉर्निया), आँख के गोले के सफेद तल जैसे आँख की लाली, कॉर्निया पर कोई बाहरी पदार्थ जाने यानी केरेटिटिस की विशेष खराबियों, रक्त, संक्रमण, एलर्जी और चोट से आँख की सतह पर खरोंच या असामान्य रंग आने आदि के समान खामियों का पता लगाने के लिए उपयोगी होती है।

दृष्टिपटलदर्शी यानी ऑफ्थैल्मोस्कोप जाँच करने के लिए एक विशेष यंत्र बनाया गया है। यह यंत्र आँख के गोले के भीतरी हिस्सों, विशेष रूप से रेटिना, नेत्र-तंत्रिका, वीट्रियस, लैंस के तल को चमक के साथ और बड़ा करके दिखाता है, जिनसे मोतियाबिंदु, कॉर्निया की विक्षतियों आदि की शंका दूर की जा सकती है। संक्षेप में टॉर्च और मैग्निफाइड लूप जाँच के साथ मिलकर यह पद्धति करीब-करीब 90% नेत्र रोगों की जानकारी प्रदान कर देती है। इस यंत्र के उपयोग का विशिष्ट ज्ञान प्राप्त करने में करीब दो-तीन वर्षों का समय लग जाता है।

एक और मशीन है स्लिट लैम्प माइक्रोस्कोप। यह माइक्रोस्कोप वस्तुतः एक ऊँची मशीन है। रोगी और नेत्र विशेषज्ञ आमने-सामने बैठते हैं। ज्योति आँख के गोले के सामने एक तीव्र संकरा प्रकाश डालती है। यह कॉर्निया के आरपार के

हिस्से, पुतली, लैंस और विट्रियस को चमका देती है। विशेषज्ञ करीब दस-गुने आवर्धन तथा माइक्रोस्कोप से कॉर्निया, पुतली, लैंस, आइरिस की सभी असामान्यताओं को अत्यंत सूक्ष्मता और शुद्धता के साथ देख लेता है, जो कई बार टॉर्च या ऑफ्थैल्मोस्कोप जाँच में छूट जाती हैं।

उदाहरण के लिए लोहे का कोई सूक्ष्म टुकड़ा अगर आँख में चला जाता है, तो हो सकता है कि टॉर्च से वह नजर ही नहीं आए। इसमें कॉर्निया में संक्रमण या खरोंच को या आइरिस, पुतली की प्रारंभिक सूजन या जलन को सरलता से पकड़ लिया जाता है। प्रारम्भिक मोतियाबिंदु फुल्ली स्लिट लैम्प से ही ठीक तरह से नजर आती है और उसका सही-सही पता इसी से लगाया जा सकता है। यदि यह आधुनिक उपकरण उपलब्ध नहीं है, तो पुतली के सामने के खून, प्रारंभिक और खतरनाक संक्रमण और एलर्जी का पता लगाना मुश्किल हो जाता है। यह एक महँगा यंत्र है और इसकी कीमत करीब एक लाख रुपये होती है।

चश्मे और कॉण्टैक्ट लैंसों के लिए आँख की जाँच

'आँखों की जाँच' ये सामान्य शब्द चश्मे की जाँच के लिए प्रयोग में लाए जाते हैं। सही शब्द है अपवर्तन यानी 'रिफ्रैक्शन'। इसका उपयोग केवल चश्मों और कॉण्टैक्ट लैंसों की जाँच के लिए किया जाता है। चश्मे की शक्ति का पता लगाने की कई पद्धतियाँ हैं—कुछ बचपनापूर्ण और कुछ कामकाजी जिन्हें बड़े शहरों में दुकानों तथा व्यापारिक प्रतिष्ठानों में अपनाया जाता है और कुछ शुद्ध तथा वैज्ञानिक रूप से सही हैं, जिनका प्रयोग चिकित्सा संस्थाओं के नेत्र क्लिनिकों, पंजीकृत और अनुमोदित प्रतिष्ठित दृष्टिमितिज्ञों द्वारा संचालित क्लिनिकों, कम्प्यूटरीकृत नेत्र जाँच केंद्रों में किया जाता है। इन विभिन्न पद्धतियों को संक्षेप में प्रस्तुत किया जा रहा है।

वैज्ञानिक नेत्र परीक्षण यानी 'रिफ्रैक्शन' का मूल सिद्धांत है एक वस्तुपरक परीक्षण करना, जिससे किसी भी आँख की चश्मा-शक्ति का पता लगा लिया जाता है। इसे दृष्टिपटलदर्शन यानी 'रेटिनोस्कोपी' कहा जाता है। यह प्रत्येक नेत्र शिक्षक द्वारा नेत्र विशेषज्ञ को सिखाई जाने वाली एक अत्यंत प्राचीन प्रामाणिक पद्धति है।

इसमें जाँच करने वाले डॉक्टर के हाथ में एक सादा आईना होता है और सामने बैठे हुए रोगी के दाएँ कंधे के पीछे करीब एक मीटर की दूरी पर लैम्प का एक प्रकाश पड़ता है। आईना जाँच कराने वाले व्यक्ति की आँख में प्रतिबिंबित प्रकाश डालता है। पुतली के आरपार डाला गया प्रकाश पुतली के क्षेत्र को एक 'गुलाबी चमक' से चमका देता है। बाद में आईना इस चमक को प्रतिबिंबित प्रकाश के विभिन्न कोणों से यहाँ वहाँ घुमाता है। यदि आँख में 'प्लस' (+) चश्मा लगाना जरूरी होता है तो वह चमक आईना (चलते हुए) की समान दिशा में जाती है

और यदि आँख में 'माइनस' (–) चश्मा लगना है, तो वह चमक आईने की चाल की विपरीत दिशा में जाती है। यदि आँख में अपवर्तन की कोई खराबी नहीं है, तो वह चमक यहाँ-वहाँ नहीं चलकर अचल बनी रहेगी। यदि चमक स्थिर रहती है, तो कोई खराबी नहीं होती है। एक बार जब 'अनुकूल' और 'विपरीत' चलन का पता चल जाता है, तब आँख के ऊपर एक 'जाँच फ्रेम' पहना दिया जाता है। उस आँख की जिसकी जाँच नहीं हो रही है, एक ढक्कन से ढँक दी जाती है। जाँची जाने वाली आँख खुली रखी जाती है। परीक्षण वाले फ्रेम पर परीक्षण के लिए 'प्लस लैंस' या 'माइनस लैंस' रखे जाते हैं और आईने का प्रकाश अब पुतली पर रखे परीक्षण लैंस के आरपार डाला जाता है। चमक की चाल जो पहले अनुकूल दिशा में चलती थी, वह उच्च प्लस लैंस (+1,+2,+3 आदि) रखने से धीमी होती जाएगी और सही नंबर पर चमक स्थिर हो जाएगी। वह लैंस जो चमक की गति को उलट देता है, वही आँख का नंबर होता है। यही परीक्षण माइनस (प्रतिकूल) नंबरों के मामले में लागू होता है। यदि नंबर प्लस है, तो उसमें एक मीटर की कामकाजी दूरी के लिए एक नंबर घटा दिया जाता है और यदि वह माइनस है, तो एक नंबर जोड़ दिया जाता है।

नंबर का पता लगा लिए जाने के बाद परीक्षण का दूसरा हिस्सा व्यक्तिपरक कहलाता है। यह परीक्षण कुछ नंबर नीचे या ऊपर के लैंसों का निर्धारण करने के लिए किया जाता है, जिनसे किसी भी व्यक्ति को शेलेन के चार्ट के सामने बैठने पर सबसे अच्छा नजर आता है। व्यवहार में यह देखा गया है कि वस्तुपरक परीक्षण में कई तकनीकी त्रुटियाँ होती हैं। जैसे जाँच के समय बैठने की स्थिति अलग-अलग होती है, जाँच करने वाले डॉक्टर की ही गलती से अंतर हो सकता है। कई बार पुतली की चमक अधिक चमकदार नहीं होती है खास तौर से उस समय जब रोगी अपनी आँख चलाता रहता है।

लेकिन, 'व्यक्तिपरक' परीक्षण अधिक सही होता है और शांतिपूर्ण, अंधेरे कमरे में इससे सही निष्कर्ष निकाला जा सकता है। एक सरल कारण से यह रोगी के लिए सबसे अधिक संतोषजनक परीक्षण होता है कि इसमें परीक्षण करते समय स्वयं रोगी सही निर्णय लेता है और सबसे अच्छी दृष्टि पाता है और चश्मे वाले से अपना सही चश्मा बनवा सकता है।

तनावमिति यानी टोनोमीट्री

यह परीक्षण आँख के अंतरक्षि-तनाव (इण्ट्रा-ऑकुलर टेंशन) का पता लगाने के लिए किया जाता है, जिससे यह मालूम हो जाता है कि व्यक्ति को ग्लोकोमा है या नहीं। यह परीक्षण हमेशा प्रौढ़ आयु में या वृद्धावस्था में किया जाता है, जिसमें विशेषज्ञ को यह शंका होती है कि व्यक्ति को प्रारंभिक ग्लोकोमा हो सकता है।

रोगी को एक परीक्षण टेबल पर लिटा दिया जाता है। दोनों आँखों को 'जाइलोकैन' टॉपिकल की बूँदों से चेतनाशून्य बना दिया जाता है। कॉर्निया असंवेदनाकारी बन जाता है। शिओट्ज का टोमोमीटर एक मोनोमीटर के समान होता है, जो एक पैमाने पर चलते हुए पॉइन्टर द्वारा जानकारी बताता है।

सामान्य तनाव 'शिओट्ज' टोमोमीटर पर 5 की संख्या द्वारा पैमाने पर दिखाए गए अनुसार 15 एमएम से 17.6 एमएम एचजी होता है।

बताए गए पिछले पाँच परीक्षण मूलभूत और जरूरी परीक्षण होते हैं, जिन्हें नेत्र क्लिनिक में सभी विशेषज्ञ नेत्र चिकित्सकों द्वारा सम्पन्न किया जाता है। इन परीक्षणों के बाद बुनियादी रोगनिदान किया जाता है और निष्कर्ष निकाला जाता है। इसके आगे की विशेष और गहन जाँचें, जैसे—ग्लोकोमा, रेटिना के ब्योरे, विट्रियस का अध्ययन, भैंगेपन का अध्ययन और मांसपेशीय असंतुलन परीक्षण, आइओएल नंबरों का अल्ट्रासाउंड अध्ययन और आंतरिक हिस्सों की वे जाँचें जो एक अपारदर्शी कॉर्निया और लैंस आदि से नजर नहीं आती हैं, विशेष क्लिनिकों में की जाती हैं।

39

प्रयोगशाला में विकसित कॉर्निया (कॉर्निया की क्लोनिंग)

आजविक जीवविज्ञानी का सपना

कम आक्रामक धारणा

यह तकनीक संभवतः सभी देशों में ऐसे लाखों लोगों की मदद कर सकती है, जहाँ ट्रैकोमा नामक रोग बहुत ज्यादा फैला हुआ है, कहते हैं अमेरिकन एकेडमी ऑफ ऑफ्थल्मोलॉजी के डॉ. नील एफ. मार्टिन ट्रैकोमा विश्व में दृष्टिहीनता के अग्रणी कारणों में से एक कारण है। डॉक्टर कॉर्निया का प्रतिरोपण करके पहले से ही एक व्यक्ति की आँख के कॉर्निया को दूसरे व्यक्ति की आँख में लगाते हैं। नई धारणा में दानदाता के लिंबस से केवल एक लघु रजत की जरूरत होती है; वे कोशिकाएं बाद में प्रतिरोपण के लिए तैयार किए जाने तक प्रयोगशाला की एक तश्तरी में विकसित की जाती है।

यूसी डेविस अध्ययन के सह-लेखक और जर्नल संपादकीय के डॉ. इवान श्वाब ने कहा है कि कॉर्निया के टिश्यू को विकसित करने की क्षमता 'ऑफ-दि-शेल्फ' कॉर्निया प्रतिरोपण टिश्यू बनाने के लक्ष्य की दिशा में 'एक विलक्षण और महत्त्वपूर्ण कदम' है।

जीवाणुहीन एमनिआटिक मेम्ब्रेन

अंततः एक मोटी परत तैयार कर ली जाती है जो प्रतिरोपित किए जाने के लिए पर्याप्त मजबूत होती है।

यूसी डेविस के 14 रोगियों में से, 10 की दृष्टि में सुधार हुआ। प्रोफेसर इवान श्वाब ने इस अनुसंधान का नेतृत्व किया था। उन्होंने कहा है : हमने जो मानदंड बनाए थे उनमें रोग के फिर से हुए बिना दृष्टि में सुधार का समावेश था और हमने दृष्टि में कुछ सुधार प्रदर्शित किया है।

●●●